緊張やわらぎメソッド

「失敗したらどうしよう…」が「まぁなんとかなる！」に変わる80の方法

佐藤健陽
加藤隆行

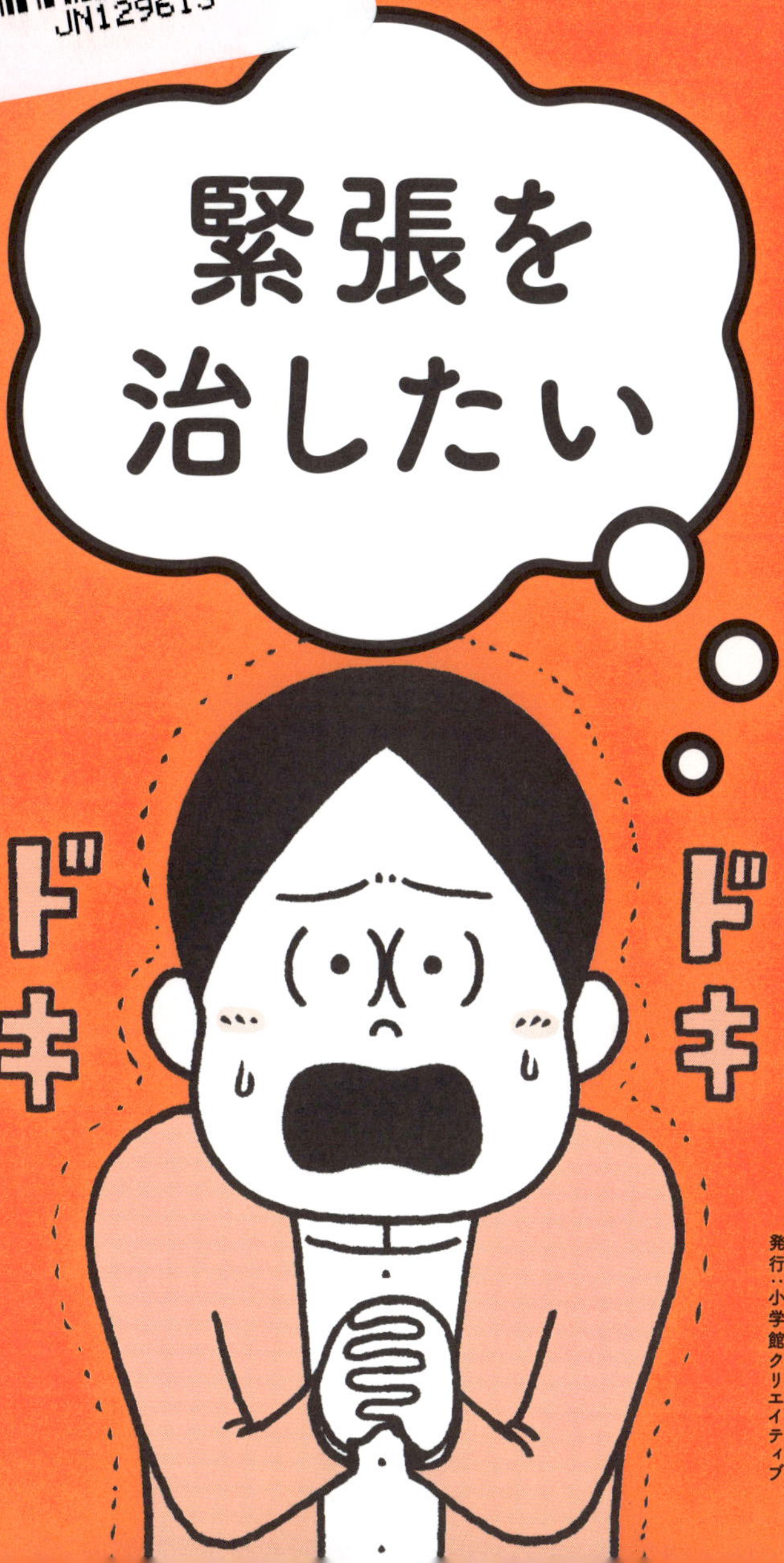

発行：小学館クリエイティブ
発売：小学館

JN129613

と思っているあなた……

緊張してもいい！

と言われたらどう感じますか？

- 緊張しなければ、うまく人と話せるのに
- 顔がすぐ赤くなってしまうのをどうにかしたい
- もっとできたはずなのに……あのとき手が震えなければ……
- あの人は誰とでも話せるのに、自分はいつも緊張しているな
- こんなに緊張してしまう自分は異常なのでは？

などの悩みを持っている人は多いですが、
「緊張を治さないと……」と考えているところから、
一度手を引いてみてほしいのです。

緊張は治そうとするほどに、
余計に緊張するという負のスパイラルに陥ります。

大切なのは

緊張との向き合い方！

本書ではシーンごとに
緊張をやわらげる

80のメソッドを

紹介しています。

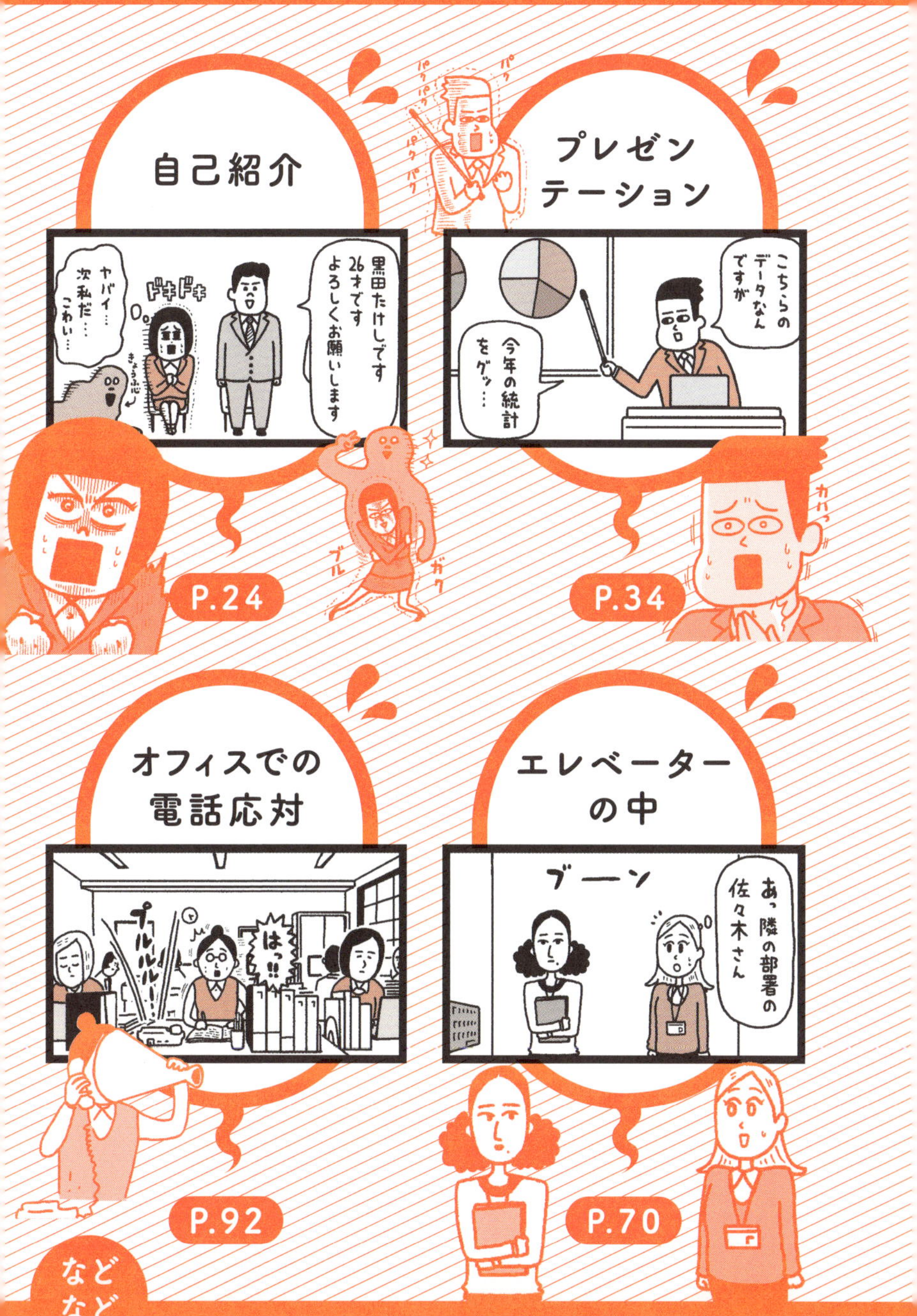

自己紹介
黒田たけしです
26才です
よろしくお願いします
ドキドキ
ヤバイ…
次私だ…
こわい…
きょうふ心
ブル
ガク
P.24
プレゼンテーション
パクパク
こちらのデータなんですが
今年の統計をグッ…
P.34
オフィスでの電話応対
プルルルル…
はっ!!
P.92
エレベーターの中
ブーン
あっ隣の部署の佐々木さん
P.70
などなど

はじめに（あがり症心理カウンセラー　佐藤健陽《たけはる》）

はじめまして。佐藤健陽と申します。私は高校生の頃にあがり症を発症、20年以上悩み続けました。あまりに緊張しすぎて大学に行けなくなり、就活もせずひきこもりました。コンビニのアルバイトも、お釣りを渡す手がプルプル震えて早々に辞めてしまい、小遣い稼ぎでパチプロをやってもうまくいかず、最終的に社会から逃げるようにブラック麻雀《マージャン》店に勤めました。そこは人権などない過酷な環境で、13年間奴隷のように扱われ、経営者のパワハラとあがり症のダブルパンチを食らいながら、毎日緊張と共に生きました。

「こんな人生で良いのか……」と悩み、一念発起して福祉の専門学校に入り、紆余曲折を経てあがり症を克服しました。今ではあがり症のオンラインサロンを運営しています。

今回共著となる加藤隆行さんも大変な人生を歩んでこられた方です。詳しくは巻末でご本人が述べていますが、対人恐怖症等を克服し、今や心理カウンセラーとして活躍されています。

私たち二人と同じように、緊張で悩んでいる方は数多くいます。緊張で自分の力を発揮できなかったり、人との関わりがうまくいかなくなるのはとてもつらいことです。自分なりに緊張を軽減する方法を調べ、試しても効果が出ないことが多いでしょう。

　私たちは、緊張に対する様々な方法を自分の身をもって実験してきました。そうして実体験を通してつかんだ核心は驚くほど似ています。

　それはまず、緊張は悪者ではないということです。緊張が強いとそれを否定しがちですが、自分に害を及ぼすために存在してはいません。緊張は緊急事態に対処するために体の状態を整えるものです。

　残念ながら、緊張は自分の意思で抑えられるものではなく、無意識に湧き上がる身体反応です。緊張しない方法を探し求めても、この世のどこにもありません。緊張の強い人はそんな自分を否定しがちですが、それはどうしようもない自分を否定する「イジメ」のようなものです。しかし、緊張への在り方が変わると、自然におさまっていくようになります。つまり、自分を許せるようになると緊張はゆるんでいくのです。

　本書で紹介をするメソッドを通して、皆さんの緊張が少しでもやわらいでいくことを願っています。大丈夫、波乱万丈な人生を歩んできた私のようなあがり症人間にも今があるのですから。

第1章 大人数の前での緊張

第2章 1対1のときの緊張

第3章 自分を取り巻く環境での緊張

第4章 プライベートでの緊張

第5章 みんなの緊張克服エピソード

本書に出てくる

「心・体・社のメソッド」

緊張といっても、その症状や背景は人それぞれです。ゆっくり深呼吸すれば対処できる緊張もあれば、手が震え、頭が真っ白になるほどの強い緊張もあります。また大勢の前で緊張する人や1対1の会話で緊張する人、特定の場面だけでの緊張など、様々なパターンがありますし、プレゼン本番は「えいやっ！」と勢いで行けてしまうけれどもその前夜が緊張で眠れない、なんていう場合もありますね。

さらに緊張には、生育歴、身体状態、遺伝、気質、能力、価値観、トラウマ体験などが複雑に絡み合っており、原因を特定するのは困難です。そのため**一つの対処法ですべてに対応することは難しいと同時に、多くの人が偏った対策だけに頼っていることも多い**です。例えば、身体症状を改善しようと呼吸法を続けているのに効果が出ない人は、社会とのつながりの中で安心が足りていないのかもしれません。心の問題だと思いカウンセリングばかり受けている人には、そこに合わせて身体的なアプローチが必須だったりします。

本書では、緊張克服に大切な「心理面・身体面・社会面」の三つの面から様々なメソッドや考え方を紹介しています。症状ばかりに囚われるのではなく、多角的な視点から自分に合う方法を探してもらえるよう工夫しました。よくある80の緊張シーン別にこれまで多数のクライアントさんから得た実績のある方法を紹介しています。次ページからのチェックリストで、チェックの多いメソッドを重点的にご自身に取り入れてもらうことで、緊張対策への効果が高まります。

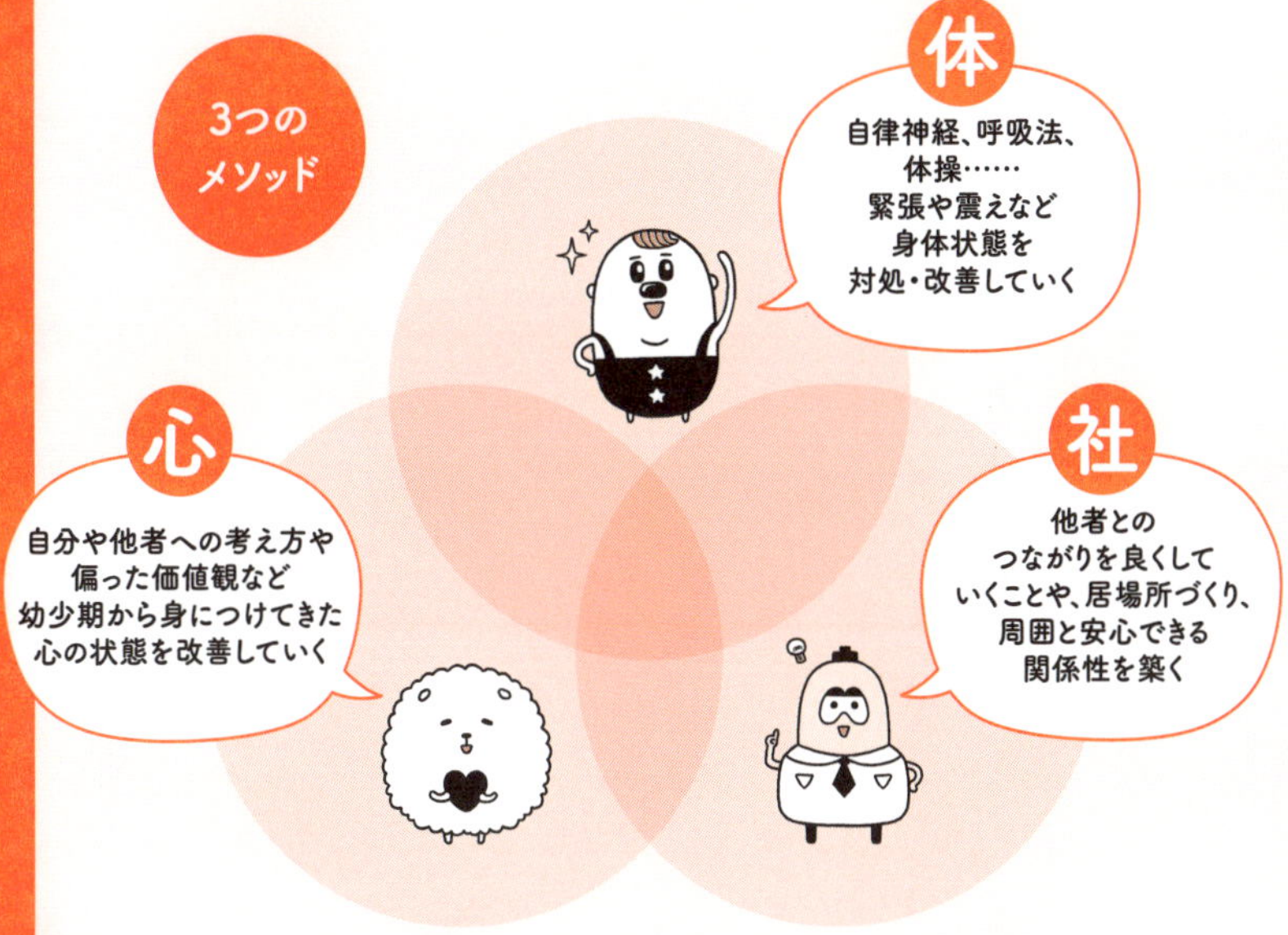
3つのメソッド
体
自律神経、呼吸法、体操……
緊張や震えなど身体状態を対処・改善していく
心
自分や他者への考え方や偏った価値観など幼少期から身につけてきた心の状態を改善していく
社
他者とのつながりを良くしていくことや、居場所づくり、周囲と安心できる関係性を築く

物事の考え方や捉え方を変えるアプローチ

心のメソッド

緊張の対策はその症状を消していくことだけに注目されがちです。しかし仮に対症療法でその場は切り抜けられたとしても、何度も同じ緊張を繰り返してしまうような場合は、そもそもの考え方や、物事の捉え方といった心理面からのアプローチが必要かもしれません。

例えば完璧主義の傾向が強いと、「全員から好かれなければいけない」や「絶対に緊張してはいけない」といった非現実的なほどに高い基準を設定してしまいます。**そんな極端な考え方をすることで、自分にプレッシャーをかけすぎてしまい、より緊張が強まってしまう**のです。

また過去にイジメなどにあっていたりすることで「自分はどうせ嫌われる人」「自分は価値のない人」といったセルフイメージを持ってしまっていることがあります。すると過剰に自

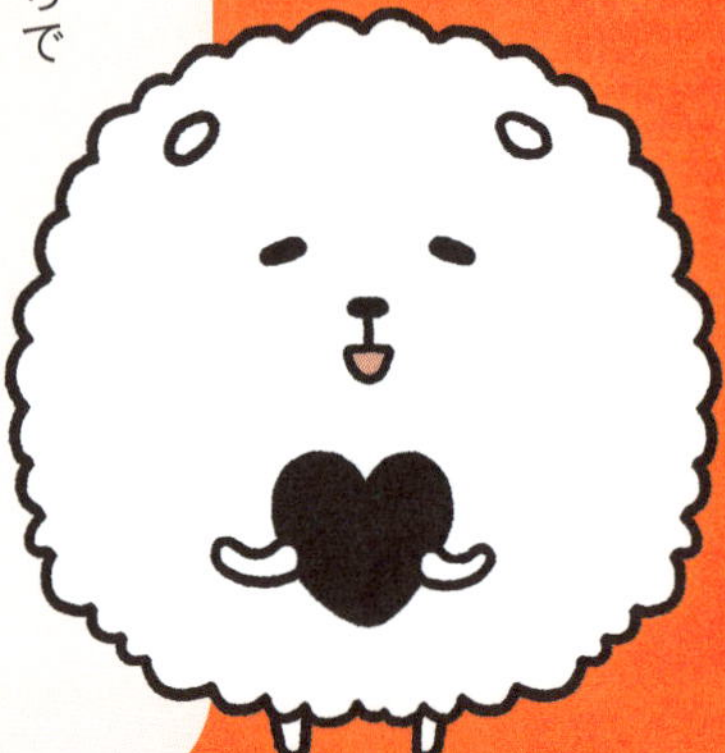

分を守ろうとしてしまい、オンライン会議でも難しい顔やつまらなそうな顔をした、自分に否定的に見える人ばかりに注意が向いて、恐れや不安で頭がいっぱいになってしまいます。

心は、家庭環境や教育など、過去からつくられた「思い込み＝心のクセ」でできあがっています。思い込みを捨てて、考え方を変えていくことで、緊張もゆるんでいきます。

心のクセを外していくのはそれなりのトレーニングも必要ですが、本書では簡単で緊張に高い効果を発揮するメソッドをたくさん紹介しています。

チェックリスト

- □ 世界は怖いところだと思っている
- □ 過去の後悔でよく自分のことを責める
- □ 自分はダメな人だと思っている
- □ 物事を白か黒かで判断しがち
- □ 良くないことが起きたとき自分のせいだと思う
- □ 「〜すべき」「〜ねばならない」という考えが多い
- □ 人との比較に囚われたり劣等感が強い

体のメソッド

即効性や持続性のある直接的なアプローチ

緊張には、心と体が密接に関係していることから、体へのアプローチもとても有効です。緊張すると、胸がドキドキし、呼吸が浅くなり、筋肉がこわばるなど、体に様々な反応が現れます。体に直接働きかけることで、こうした体の反応をやわらげていきます。

わかりやすいところでは、深呼吸がありますね。ゆっくりと深い呼吸をすることで、心拍数が落ち着き、リラックスした状態に体を戻すことができます。特にお腹を意識して、吐く息を長くすると、副交感神経が活性化し、体全体がリラックスモードに切り替わります。

軽いストレッチや運動なども効果的です。体を動かすことで緊張のエネルギーを発散し、血行を良くすることでリラックス効果が期待できます。

さらに、場合にもよりますが、「笑顔をつくる」といった方法もあります。笑顔をつくると、

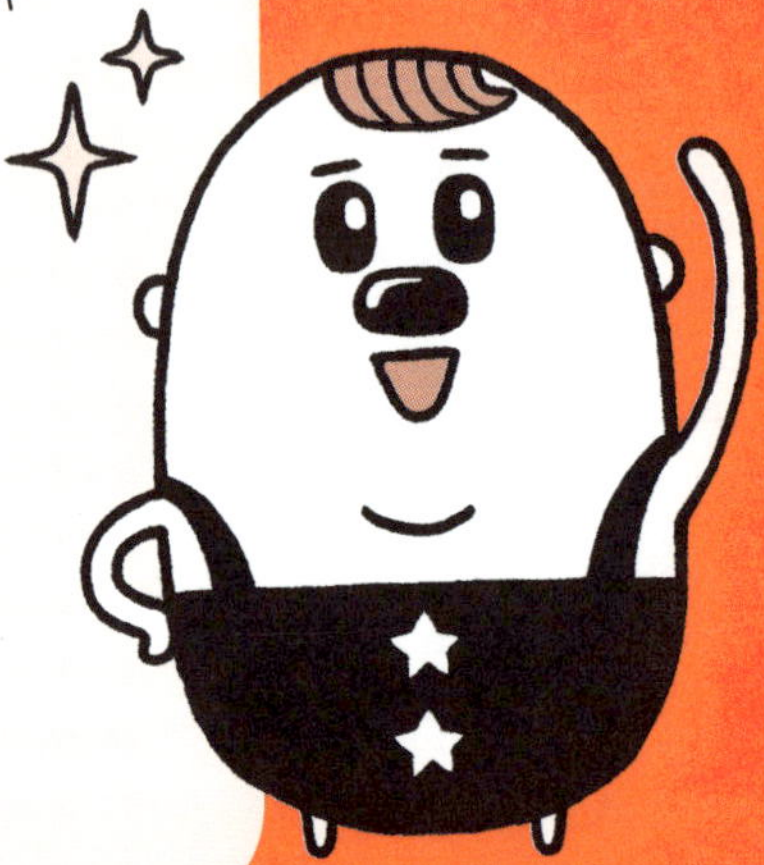

脳が「リラックスしている」と勘違いし、緊張がほぐれることがあります。

こうした身体的なアプローチはすでにいろいろ試してきたという方もいらっしゃると思います。本書では**最新の自律神経理論、通称ポリヴェーガル理論**（p.50）**をベースにしながら、様々なシーンに合わせて効果の高いメソッドを提示しています。**初めて聞くメソッドもたくさんあると思います。即効性の高いものや、コツコツ続けてみることで効果の出るものなど、ご自身に合わせて日常生活に取り入れてみてください。

チェックリスト

- □ 緊張すると強い身体反応が出る
- □ 思考がグルグルして止まらない、もしくは頭が真っ白になる
- □ 対人への苦手意識や恐怖感が強い
- □ 普段から落ち着かない
- □ 表情が乏しい、不自然と言われる
- □ 疲れやすい
- □ 衝動的な行動を取りやすい

つながりや安心感を育んでいくアプローチ
社のメソッド

この本を手に取るような方であれば、心理面と身体面のメソッドは、これまで他の本で読んだり、自分で試したりしてきたことがあるかもしれません。でも社会面におけるメソッドについては、ちょっとピンとこない方もいるのではないでしょうか。

一つ例を挙げると、もし、全世界約80億人がみんな同じように緊張症だったとしたら、どうなるでしょう？　きっとあなたの緊張症は軽減、もしくは消えてなくなるはずです。自分だけが人と違って異常であるという感覚がやわらぎ、みんなと同じという安心感が得られるからです。このように**緊張は他者との比較や関係性といった感覚が変わるだけで、大きく軽減していきます**。

過度の緊張は実は「孤独の病」でもあります。緊張に悩んでいる多くの人は、緊張は見せてはいけない、隠さねばと思いすぎることで、より緊張を強めてしまう悪循環の中にいます。

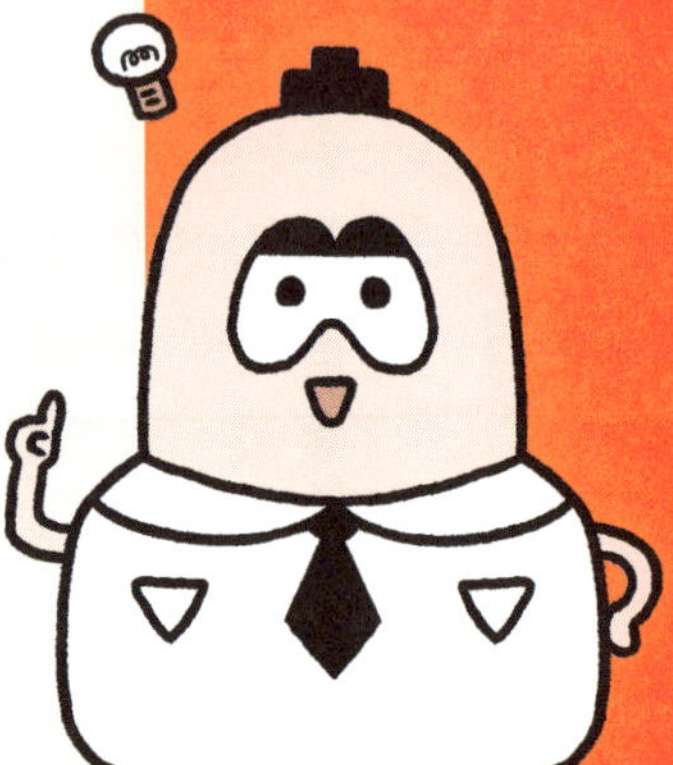

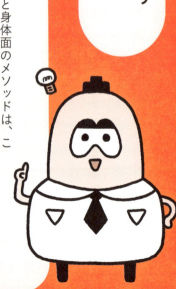

しかし緊張することを恥と思ったり、他者より劣っていると考えない人であれば、特に自分を問題視せず普通に暮らしているケースも、実はたくさんあります。ですから、**緊張している今の自分のまま、人や社会の中でどう「つながりや安心感」を育んでいけるかを考えていく**ことで、緊張を減らせる可能性が見えてきます。

緊張する自分を開示する、同じ仲間や信頼できる味方を探す、弱い自分のまま人とつながる、といったように、社のメソッドは多くの人からすると、これまで行っていたものと真逆の考え方をしていくことになりますが、これが本書の一番の基本スタンスとなります。

チェックリスト

- □ 緊張することを周囲に隠している
- □ 人に感謝するのが苦手
- □ 信頼できる知人が少ない
- □ 友だちづくりが苦手
- □ いつも人の目や機嫌の良し悪しが気になる
- □ 家族との関係性に課題を抱えている
- □ 自分が他者や社会に
貢献できていると思えない

ブックデザイン：小口翔平＋青山風音＋嵩あかり〔tobufune〕
イラスト：うのき
DTP：五十嵐好明〔LUNATIC〕
校閲：小学館クリエイティブ校閲室
編集：田辺 一美〔小学館クリエイティブ〕

第1章

大人数の前での緊張

自己紹介、プレゼン、会議……。
失敗できない本番前が
一番緊張するもの。

1
自己紹介の番になったとき、ホラー映画のようなショックが迫ってくる気がする

体のメソッド

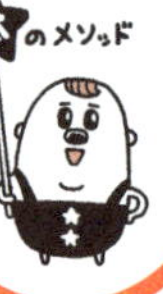

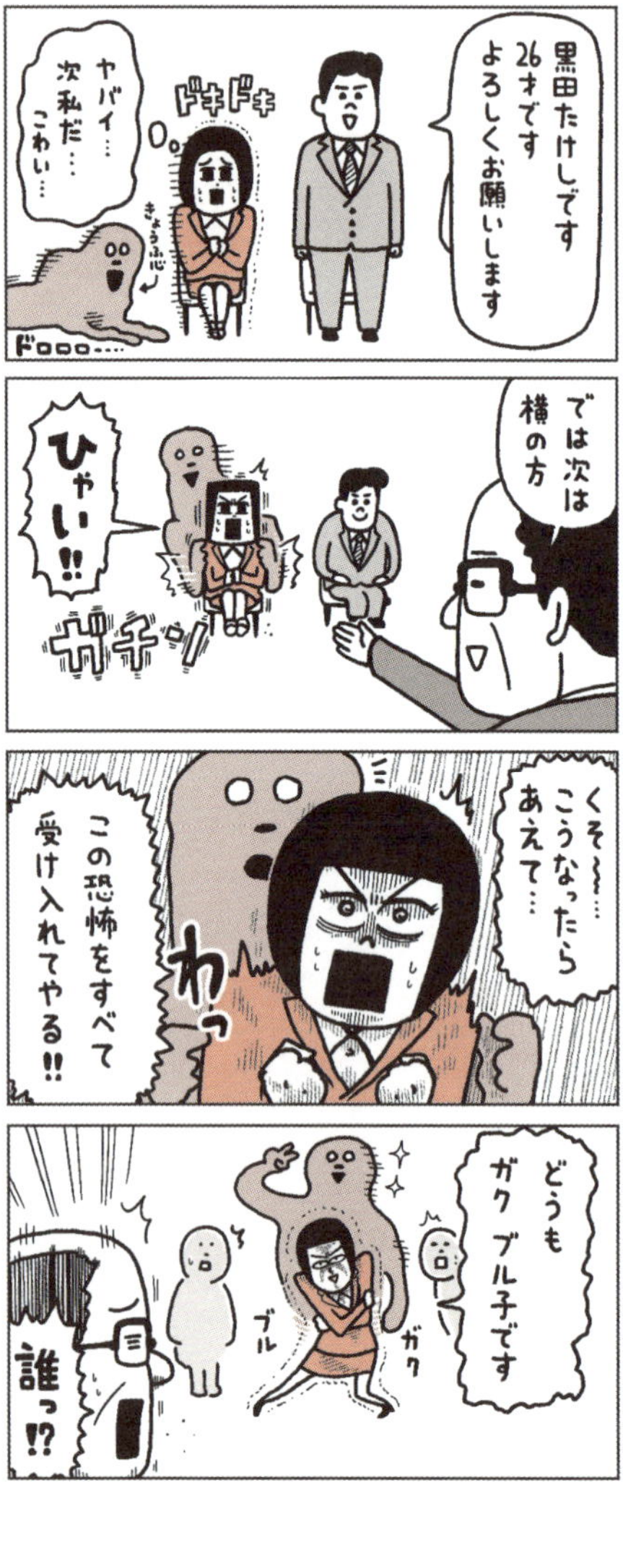

あえて緊張を受け入れて、もっと全身で恐怖しよう

自分の順番が近づくにつれて恐怖が増し、心拍数が跳ね上がることを「順番恐怖」といいます。他者の話は耳に入らず、平静を装いながらも頭では何を言おうかグルグルしているはず。このとき、体の中では交感神経が活性化し膨大なエネルギーが行き場を失ったまま充満しています。

必要なのは安全の確保とエネルギー消費。本来、交感神経が活性化されると、危険時に対応するためのエネルギーは骨格筋に供給されます。だからジタバタさせた方がラクになります。表情から手足まで緊張させることでエネルギー消費を促しましょう。緊張は止めると苦しくなり、発散すると解放されるのです。

緊張エネルギーの安全な発散法

全身拡散法

緊張時に発生した強い恐怖のエネルギーを、抗ったり抑え込んだりすることなく、全身で感じながら鎮めていく方法。立っていても座った状態でもできます。

方法

① 心臓やみぞおち、お腹など、緊張を強く感じる体の部位を特定する
② その部位の緊張を意識して、全身へと広げていくイメージをつくる
③ 同時にゆっくり呼吸をしながら、その感覚を呼吸へ溶かしていく

2 オンラインの打ち合わせで自分が話すとき、みんなに見られると緊張する

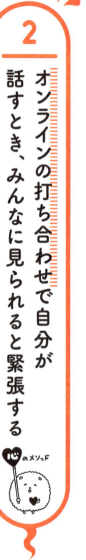

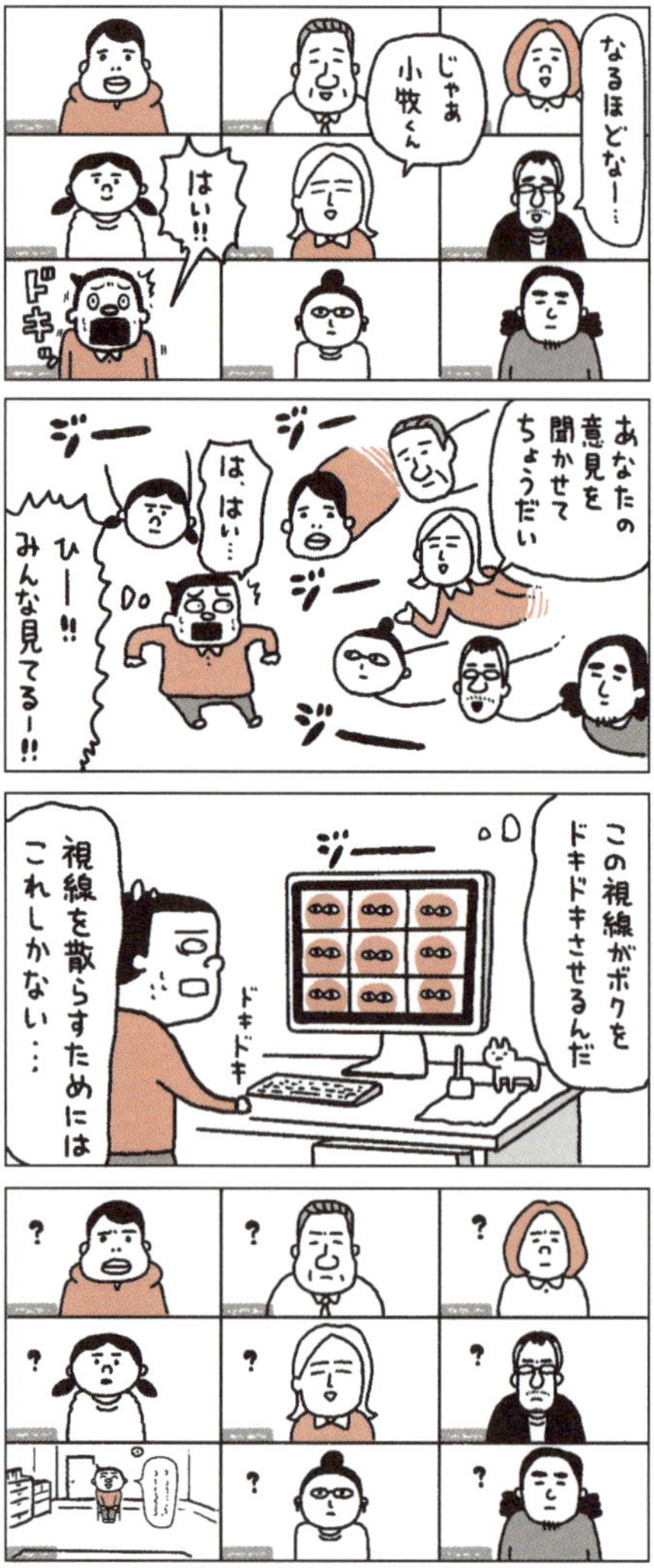
なるほどなー…
じゃあ小牧くん
はい!!
ドキッ
あなたの意見を聞かせてちょうだい
ジー
ジー
は、はい…
ジー
ジー
ひーー!!
みんな見てるー!!
この視線がボクをドキドキさせるんだ
ジーー
ドキドキ
視線を散らすためにはこれしかない…
?

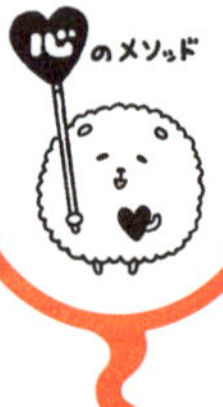
心のメソッド

努力を分散させて、安全の手がかりを確保しろ！

緊張には、何かに取り組めば取り組むほどますます緊張してしまう「努力逆転の法則*」があります。だから、緊張そのものへの取り組みは力の入れ方を半分くらいにして、もう半分は緊張以外のことに取り組むと、結果的に緊張軽減につながっていきます。

ここでは安全の手がかりを確保しましょう。例えば、オンライン会議サービスの「ZOOM」では、手元の操作で映っている人の画面配置を変えられます。安心感のある人を中央に置くか、その人を見て話してみましょう。あるいは画面が近すぎると緊張が増すので、椅子を後ろに下げてパソコンとの間隔を空けましょう。安全の手がかりを寄せ集めるのです。

*心理学者のエミール・クーエ氏が提唱。人は心の中でイメージしたものが現実に起こりやすいため、ネガティブなイメージが強いほど、その努力とは裏腹に逆の結果を招くという法則。

笑顔で優しそうな人を探そう！

カラーバス効果

特定のことを意識し始めると、その情報が自然と入ってくる効果のこと。例えば、街中で「黄色のバス」を意識すると、そればかりが目に入るようになります。応用して「安心できる優しそうな人」を探してみましょう。

方法

① 目をつぶり、心の中で「笑顔の人」と何度か唱えて目を開ける
② 周囲を見渡すと、笑顔の人が自然と目に入るので、その人たちに語りかけるように話す

体のメソッド

3 いきなり自分に会話のバトンが渡されると頭が真っ白になる

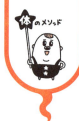

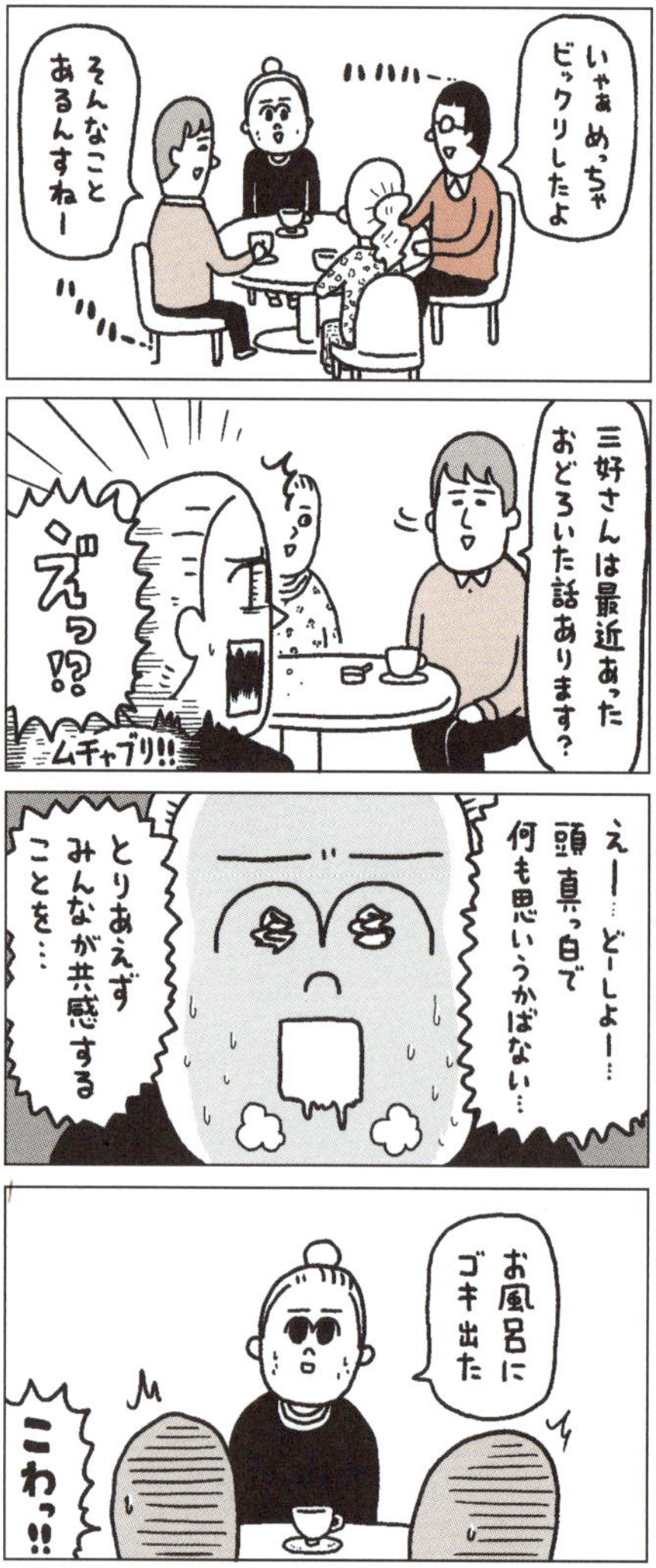
いやぁ めっちゃビックリしたよ
ハハハー…
そんなことあるんすねー
ハハハー…
三好さんは最近あったおどろいた話あります?
えっ!?
ムチャブリ!!
えー…どーしよー…
頭真っ白で
何も思いうかばない…
とりあえずみんなが共感することを…
お風呂にゴキ出た
こわっ!!

うまく話すな！ 出てくる言葉を声に出そう

頭が真っ白になってしまったとき、上手に話そうとすればするほど空回りしてしまいがちです。お笑い芸人さんならまだしも、凡人である我々は自分にそこまで期待してはいけません。「どうしよう……」と悩むよりも、等身大の自分のままで居続けることの方がはるかに大切です。なぜなら人は変えられない自分を変えようとすること自体が苦しみの元になるからです。

まずうまく話そうとしてはいけません。そして、途切れてもいいのでそのとき出てくる言葉を声に出してみましょう。相手に共感することから始めてもいいかもしれませんね。少しでも言葉を発することができれば、人はやがて落ち着きを取り戻していきます。

トラウマケアなどにも使われる身体療法

両側性タッピング

タッピングとは体を指先などで軽く叩《たた》くことで身体感覚に意識を分散させ、ネガティブな感情や感覚、思考を軽減する療法。緊張時に偏った自律神経バランスを整えられます。

方法

① 座っている状態のまま、机の下で両手を両膝（両もも）の上に置く
② そのまま膝（もも）を指先で、左右交互にトントンと軽く叩く
③ ゆっくりしたり、少し速めてみたり、自分が心地良いスピードを探して行う

4 成果報告の原稿を一言一句暗記したのに、結局声が震えて失敗した

社のメソッド

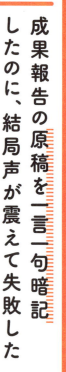

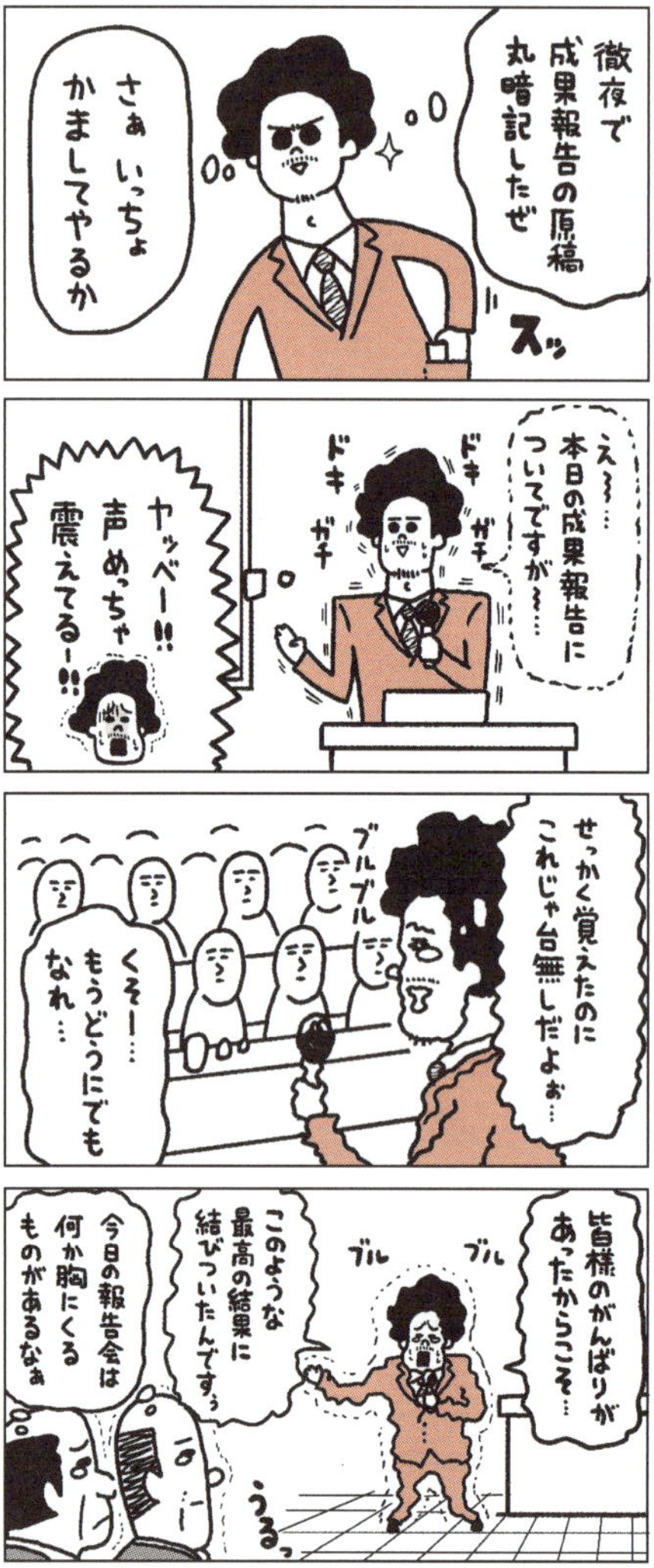
徹夜で成果報告の原稿丸暗記したぜ
スッ
さぁ いっちょかましてやるか
え〜…本日の成果報告についてですが〜…
ドキ ドキ
ガチ ガチ
ヤッベー!! 声めっちゃ震えてるー!!
せっかく覚えたのにこれじゃ台無しだよぉ…
ブルブル
くそー…もうどうにでもなれ…
皆様のがんばりがあったからこそ…
ブル ブル
このような最高の結果に結びついたんですぅ
今日の報告会は何か胸にくるものがあるなぁ
うるっ

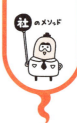

要点だけをメモして、相手に理解してもらうことを心がけよう

結論としては、「一言一句暗記したからこそ失敗した」といえるでしょう。その背景には、止むことのない不安と恐怖が原動力としてあります。それに突き動かされて、どれだけ準備して練習しても、不安と恐怖はなくなりません。だから何とかしてそれを鎮めようと、完璧な準備をしてしまうのです。すると次第に、不安と恐怖の僕《しもべ》となっていき、日常生活でも振り回されるようになり、目の前の大切なことを見失います。

準備を目的にするのではなく、目的遂行に集中する必要があります。わかりやすく伝えるために要点や起承転結のポイントをメモしておく。5W1Hや映像をイメージして話す。意識の向けどころを変えるのです。

「役立つ」という軸で自分の価値をつくる

他者への貢献を目的とする

アドラー心理学では、「誰かの役に立てていると思えたときにだけ、自らの価値を実感することができる」としています。成果報告は必ず周りへの貢献となります。どうしたら参加者のために役に立つ報告になるかという視点で内容を準備してみましょう。「間違えちゃダメだ」、「周りからどう思われるだろう」と保身的に考えているときよりも、自然に伝えたいことが出てくるはずです。

5 みんなの話が盛り上がっているとき、話を挟むタイミングがわからない

心のメソッド

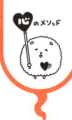

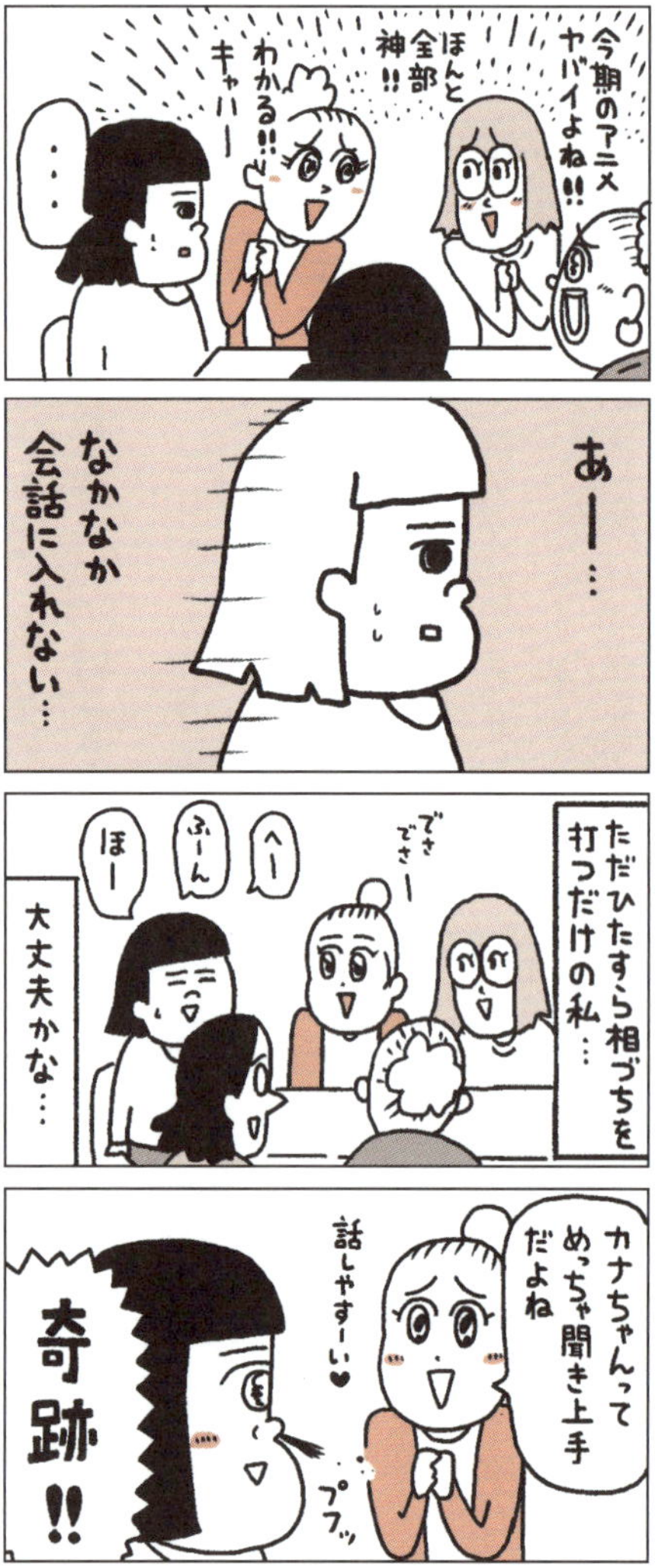
今期のアニメヤバイよね!!
ほんと全部神!!
わかる!!
キャハハー
…
あー…
なかなか会話に入れない…
ただひたすら相づちを打つだけの私…
でさでさー
へー
ふーん
ほー
大丈夫かな…
カナちゃんってめっちゃ聞き上手だよね
話しやすーい♥
プフッ
奇跡!!

ハ行言葉を前振りにしてペースを合わせよう！

これはいわゆる「コミュ障タイプ」の人にはあるあるのことだと思います。場の空気に入っていけなかったり、自分が言った一言への周りの反応を恐れます。

このときの対処法として「ペーシング」が使えます。「ペーシング」とはカウンセリングスキルの一つで、相手とペースやテンションを合わせることで対話をスムーズにするものです。それが合っていないと、何を言っても空回りしかねません。だから、まるでカウンセラーにでもなったかのように、会話の合間合間で「へー」「ふーん」「ほぉ」といったハ行言葉を実際につぶやいたり、あるいは「うんうん」とうなずいて、ペースを合わせてから言うと、話しやすくなるでしょう。

相手のしぐさや行動とシンクロする

ミラーリング効果

相手のしぐさ、行動に同調することで、相手も自分も親近感や好意を抱きやすくなります。相手が行う、「腕を組む」「髪を触る」「うなずく」などの動作を意図的に真似すると、相手と自分という分離した意識から解放されていき、徐々に緊張がゆるんできます。カウンセラーである著者もクライアントとの緊張を解くためによく使う方法です。気づかれないようさりげなく、やりすぎには注意。

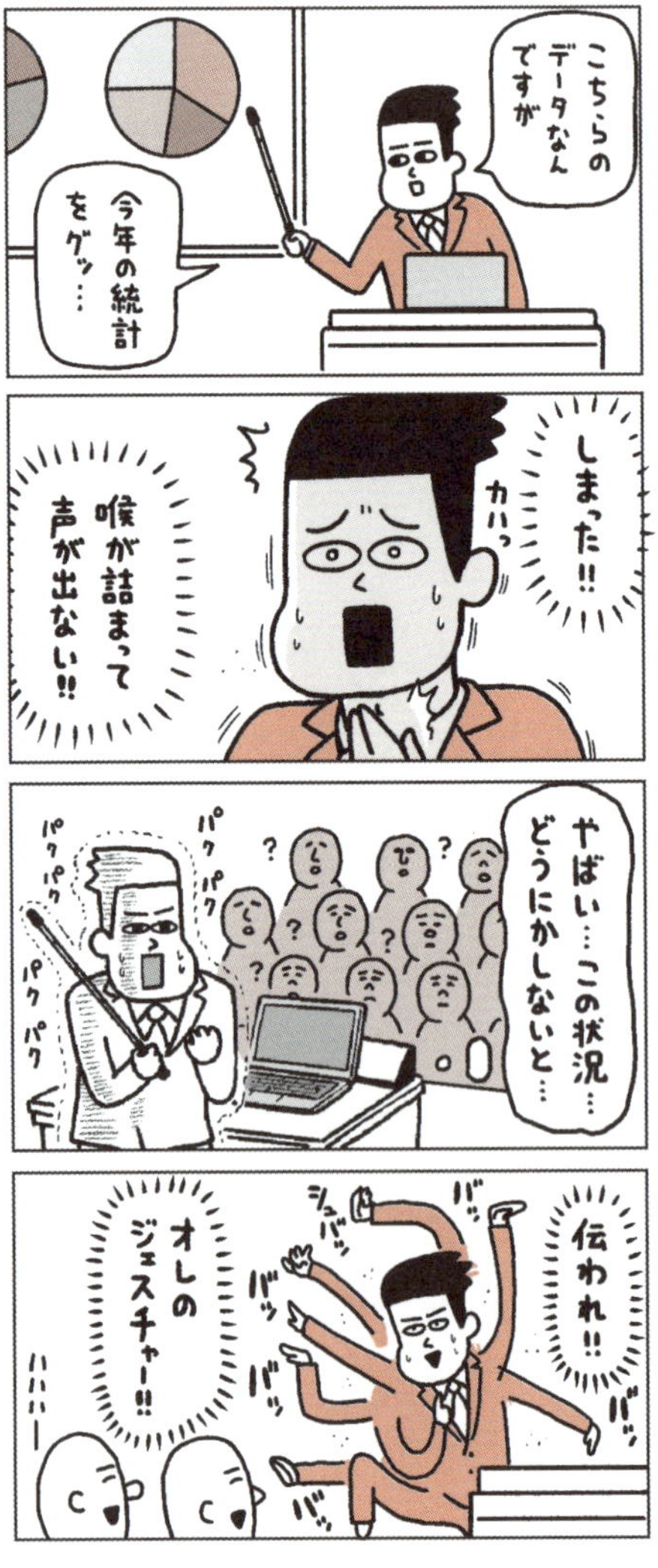

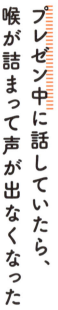

6 プレゼン中に話していたら、喉が詰まって声が出なくなった

体のメソッド

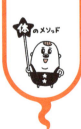

状況ではなく、役割や目的を意識しよう

大勢が見ている場でのプレゼンは、緊張しやすい人にとっての強敵。喉が詰まる仕組みとして、人間は過度に恐怖を感じると、リスクを減らすため無意識に生命機能をシャットダウンさせます。呼吸も血流も最低限の活動になって気道が狭くなり、喉が詰まります。

この状態から回復するには一定の時間を要するため、そこに即効性のある方法を求めることは非生産的。それであれば、喉の詰まりの改善に取り組むのではなく、求められている自分の役割や目的に集中しましょう。プレゼンで伝えるべきこと、話の展開の仕方などに集中。意識のベクトルを、自分の状態ではなく、この先の状況に向けると緊張は自然とゆるんでいきます。

猛スピードで働く頭をゆっくりに

会話のスローダウンを意識する

緊張時にはその場から逃げ出したいと思うため、話すスピードが速くなっています。だから「ゆっくり話す」ことを意識するだけでも、冷静さを取り戻し緊張が解けていく効果があります。

ポイント

- 「ゆっくり話す」と何度か唱え、自分に浸透させてから話す
- いつも思い出せるよう「ゆっくり話す」とパソコンなどにメモを貼る
- 緊張で話が止まったら「待たせてもいい」と考える

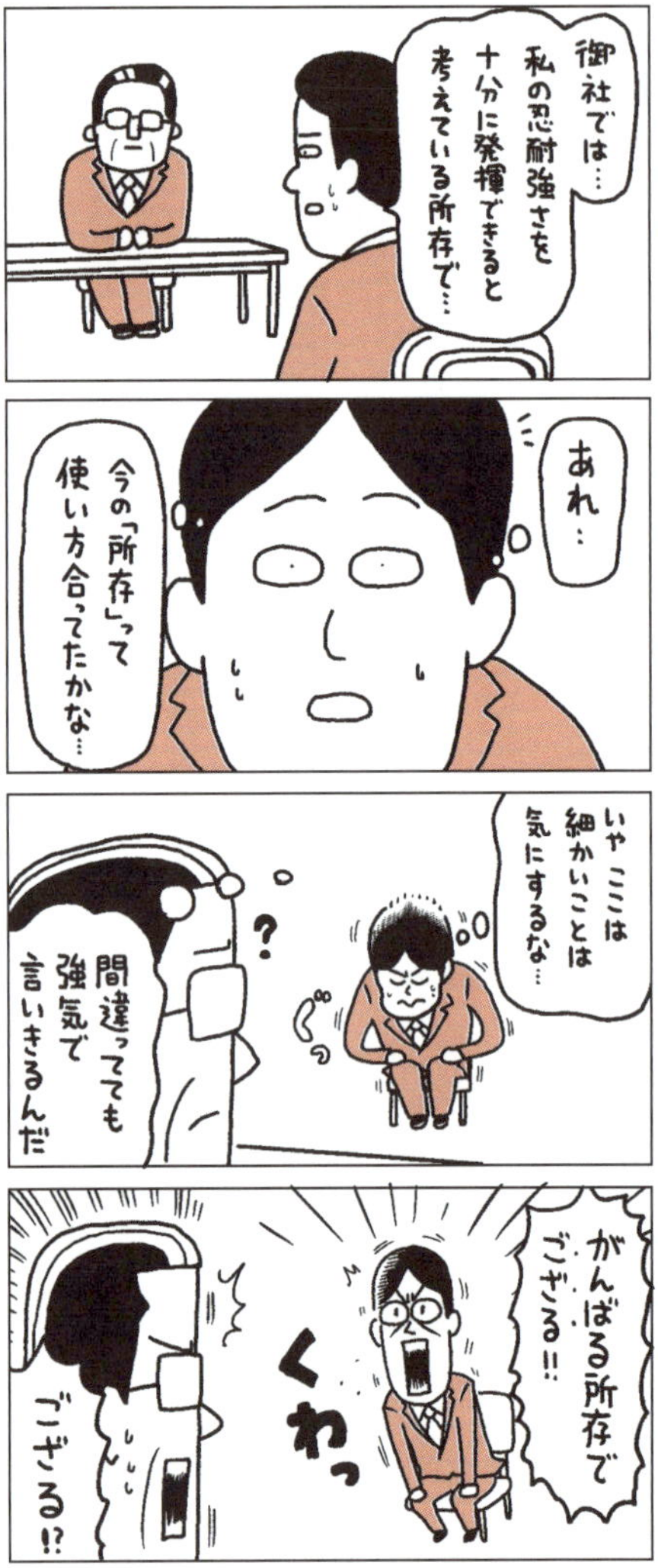
御社では…
私の忍耐強さを
十分に発揮できると
考えている所存で…
あれ…
今の「所存」って
使い方合ってたかな…
いや ここは
細かいことは
気にするな…
間違ってても
強気で
言いきるんだ
がんばる所存で
ござる!!
くわっ
ござる!?

7 「所存です」「御社では」などかたい言葉を言おうとして緊張してしまう

体のメソッド

身の程に合った言葉を話そう

人は取ってつけた言葉を言うほど、話がかたくなって、ぎこちなく緊張するものです。状況に合わせて丁寧語、敬語、ざっくばらんな言葉を使い分ける必要があるとは思いますが、詰まってしまうまで無理をして、かたい敬語を使う必要もありません。背伸びして自分を良く見せようとすると余計に話が続かなくなります。

ましてや緊張しいの人は、弱みを見せたくないために必死に取り繕おうとしますが、そうすればするほど弱々しくなります。身の程を知りましょう。そして、身の程に合った言葉を話せばいいのです。ですます調の丁寧語で話していけばそれでいいのではないでしょうか。

面接の前に使いたい、万能の落ち着きメソッド

エモーショナルストレスリリース（ESR）

不安や緊張など多くの感情的ストレスに対応できる効果の高いキネシオロジーテクニック。額にある反射ポイントに手を当てることで、前頭葉の働きを活性化し落ち着きを取り戻します。

方法

① 目を閉じ、両手の人差し指・中指・薬指の3本で、左右の眉毛の上あたりの額に触れる
② 2、3分間、深呼吸を繰り返す（可能なら指先で脈を感じる）
③ 理想の状況を思い浮かべながら、静かに目を開ける

8 大切な会議の前に何度もトイレに行きたくなる

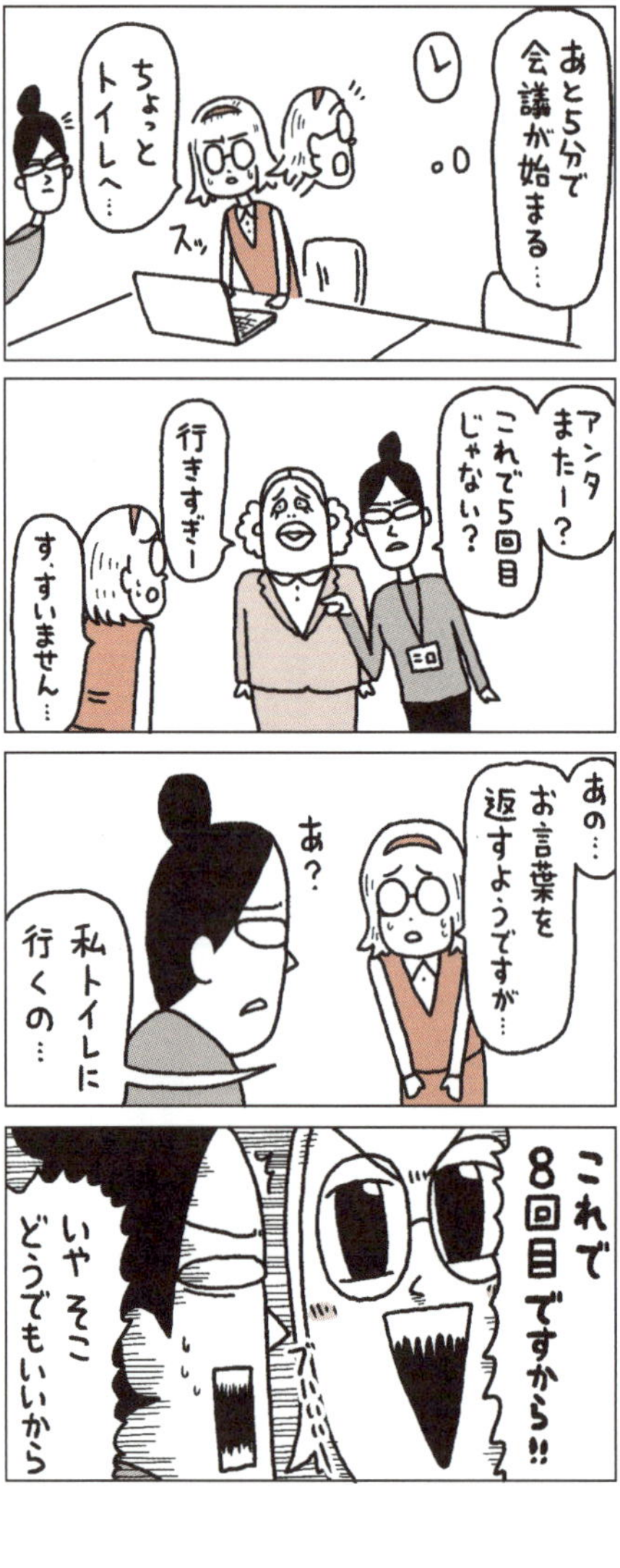
あと5分で会議が始まる…
ちょっとトイレへ…
スッ
アンタまたー？これで5回目じゃない？
行きすぎー
す、すいません…
あの…お言葉を返すようですが…
あ？
私トイレに行くの…
これで8回目ですから!!
いやそこどうでもいいから

体のメソッド

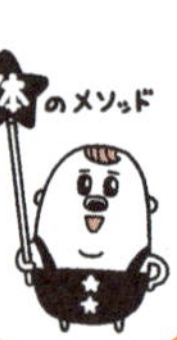

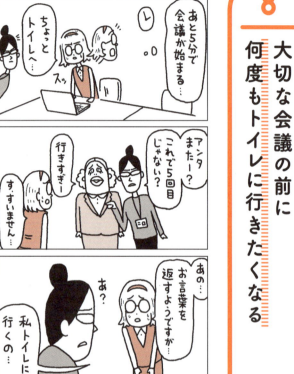

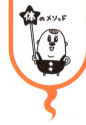

どんなときでも備えあれば憂いなし！

緊張時に膀胱《ぼうこう》が収縮し、頻尿になることはよくあります。ここで伝えたいことは、体は単に必要なことをやろうとしているにすぎないということです。身体反応を良くないものと意味づけてコントロールする在り方は、かえって自分を苦しめるようになります。

だから、まずは体から出されるサインに従うこと。何度もトイレに行きたくなるなら何度でも行ってください。そして様々な事態への「備え」を確保すること。トイレの場所の確認、なるべく出口側の席に座って早くトイレに行く心がけ、会議中の水分補給の調整、周りへの事情説明など。不安の芽を摘んでおくと、気持ちがラクになるでしょう。

エネルギーに満ちた体をリセット

体を震わせてエネルギーを放出

緊張が強いときは交感神経のエネルギーが体に満ちています。トイレの個室で手足や体をブルブル震わせて、全身でエネルギーを解放させましょう。膀胱のゆるみも意識すると◎。

方法

① 頭を左右に軽く揺らす
② 肩、腰と揺れを下に下げていく
③ 手足もバタバタを震わせて指先にエネルギーを流していく

9 マイクで話したとき、途中で自分が何を言っているのかわからなくなった

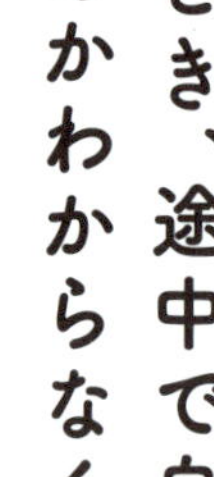

そのままの自分でいよう

「ヤバい！」と思ってテンパりながら、その場を何とかしようと必死になるこの瞬間。無事に自分のターンを終わらせられるかどうかの命運は、自分の在り方、つまりマインドにあります。

その場を盛り上げようとするよりも、そのままの自分を表現しましょう。例えば、「えーっと、何を言っているのかわからなくなってしまいましたが、その〜」と、前置きを言ってみる。たった数秒で終わるこの台詞。でもこの数秒でふと話を思い出すかもしれませんし、あるいは違う話題に切り替えることもできるようになっていくはずです。

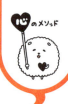

今の自分をそのまま表現する

「緊張の実況中継」をする

自分の現状を言葉にすると、客観的に自分を観察できます。「今、緊張で手が震えています」「喉が詰まっています」というように実況してみましょう。言語化すると、脳の前頭前野が活発になり、不安を司る扁桃《へんとう》体《たい》が落ち着きます。

10 新しい環境で誰かに話しかけるときの第一声が思いつかない

無理して話すのをやめましょう

誰しもが新しい環境では緊張しがちですが、緊張しやすい人にとっては特にそうです。気持ちも体も萎縮して固まります。すると誰かに話しかけようにも言葉が出てこず、気の利いたことも言えなくなり、しゃべったとしてもたどたどしくなります。

こういったときはまず、自分から無理に話さなくても良いという選択肢を持ちましょう。そのうえで話すハードルを下げる。お辞儀だけでもいいし、「どうも」「こんにちは」の挨拶でもいい。「寒いですね」「暑いですね」などの共通の話題を振る。「調子はどうですか？」と無難に話を広げるのも良いでしょう。

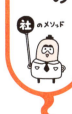

褒められて嬉しくない人はいない

気楽に「褒める」練習

「褒める」は一番簡単に人とつながれる方法です。大げさに褒めなくていいので、「その服、いいですね」「これかわいいですね」といった小さな褒めポイントを見つけましょう。相手もハードルが下がって話しやすい雰囲気をつくれます。

11 プレゼン前に腹式呼吸を試してみたら、ますます呼吸が苦しくなった

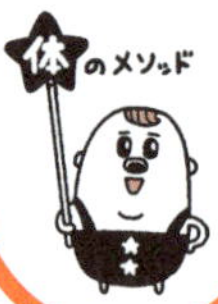

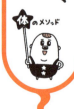

呼吸法は適材適所で使っていこう

腹式呼吸は心身の安定にとって有用な呼吸法ですが、恐怖感知レベルが高い人は、肋骨を固めて呼吸を止めがちです。それは悪いことではなく、危険への対処なのですが、その状態で呼吸法を意図的にすると、脳が興奮してかえって恐怖を高めてしまいます。呼吸法が合わないのであればサッサとやめましょう。

そんなときは自分の内側に意識を向けるより、外の世界に意識を向けてみましょう。人は危険なときに顎を引き首を固めますが、安全なときにはほぐれます。だから意図的に顔を上げて周囲を見回す。そしてホッとするもの、揺れるものを眺めましょう。

首の最上部、第1・2頸椎《けいつい》をゆるめ、副交感神経優位に

首を回しながら後頭部をゆるめる

方法

① 斜め45度上を見て後頭部に重心を置き口を軽く開ける
② 首をゆっくり左右に動かしながらボーッと眺め続ける
③ そのまま3分程度、後頭部と目をゆるめていく

12 周りがシーンとしているときに限って お腹が鳴ってしまう

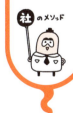

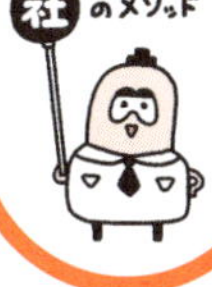

自分の行動を客観視しよう！

1回だけ鳴るならまだしも、何度も続くと恥ずかしいですよね。恥ずかしいで終わればいいものの、何とかして止めようとする人も中にはいます。しかし自力で取り組むやり方は、休憩中におにぎりを食べるような対症療法と同じで、根本的に改善はしません。

自分の行動を客観視しましょう。自分の意志でお腹が鳴らないよう取り組むほど鳴るのが腹鳴の特徴です。だから自分を客観的に捉えて距離を置きます。具体的には「恥ずかしいと感じている」「顔がカーッと熱くなっている」と心の中でつぶやきましょう。

お腹が鳴るのは普通のこと

弱点の自己開示

自分の腹鳴のことを先に周囲に知っておいてもらうことで、とっさに隠す必要がなくなり、安心感が生まれます。勇気を出して伝えてみれば、周りも理解を示してくれるでしょう。自分を隠そうとすればするほど、緊張は増し、過剰に反応するのです。

13 会議で質問がきたときに慌ててしどろもどろになる

正直に誠意を持って話す、ただそれだけ

誰しも思わぬ質問に不意を突かれれば慌ててしまいます。このとき、どのように対処するかでその後に大きな影響をもたらします。

人間の性《さが》として、自分を守ろうと取り繕ったり、言い訳をしがちですが、それで失敗するのは芸能界などの不祥事における記者会見が典型でしょう。やるべきことは単純で、正直に誠意を持って話す、ただそれに尽きます。わからないことはわからないと言い、その上で誠意をもってわかることを答える。それがいかに大事なことかは、皆さんも本当は知っているのではないでしょうか。

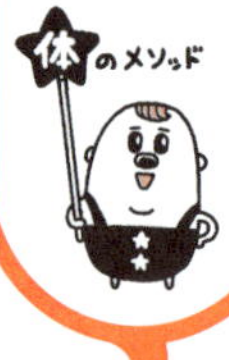

とっさのタイミングで瞬時にできる

頭の後ろをゆっくり撫《な》でる

方法

① 頭頂に近い後頭部に片手を当てる
② 首下まで滑らせるようにゆっくり撫でる
③ 気分が落ち着くまで繰り返す

14 今から悪い報告をみんなの前で言わないといけない

行動を「恐れベース」から「演者ベース」に変えよう

悪い報告をするときは誰しもが緊張やプレッシャーを感じるものです。しかし、それによって不安でいたたまれなくなる人の背景には、自他が傷つくことや場の空気を暗くすることへの恐れがあるかもしれません。それを避けて無理に表現をやわらげて伝えると相手に誤解を生じさせるかもしれません。

行動の原動力を「恐れベース」から「演者ベース」に変えましょう。「恐れベース」では、自己保身になり自他共に良くない結果が返ってきます。「演者ベース」になり、自分が報告者としての役割を持つ俳優だと思い込んでみてください。他者からの反応にダイレクトに傷つかないようクッションを設けるのです。

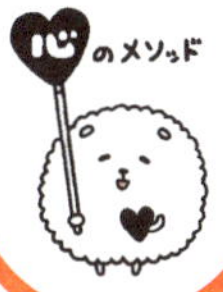

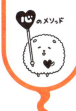

あの人だったらどう言うかを真似してみる

as if テクニック

「まるで〜であるかのように」行動してみること。あなたの尊敬する人やあのマンガやドラマの主人公なら、同じ場面でどう行動するでしょうか。その人になりきってみて、言いそうなセリフを自分で実際に言って演じてみましょう。

15 オンライン面談を終えて退出するとき、どんな表情をすれば良いか迷う

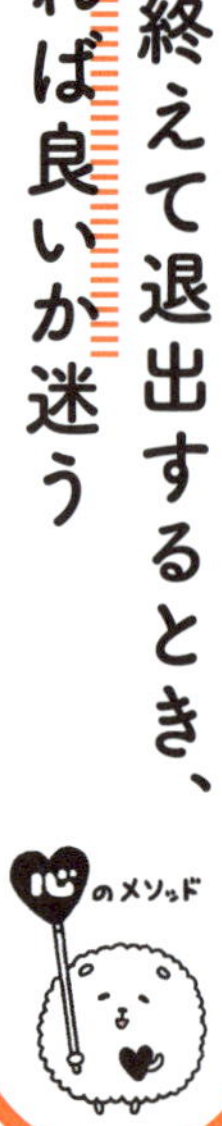

自分を演じないようにしよう

それまでは普通に話せていたのに、いざ画面から退出するときに急に不安を感じて、人に見せる表情に困る人がいます。ぎこちなく微笑《ほほえ》んでみたり、目のやり場に困ったり、バツの悪いまま退出をする。そんな自分がどんな風に見られているのかと恥じます。

表情はリラックス時には柔軟に変えられますが、緊張時に変えようとすると、引きつってしまいがちです。だから基本は今の表情を変えないこと。微笑は微笑のまま、普通は普通のまま。せいぜい微《かす》かに顔をゆるめる程度にしておきましょう。

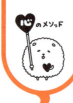

緊張からくる答えのない疑問をスルーする

「知らんがな」と、セルフツッコミをする

強制的に思考を手放し、我に返る魔法のフレーズです。「どんな表情をすればいいかなんて、知らんがな」「相手にどう思われているかなんて、知らんがな」など様々な場面で使えます。口癖にすると、渦巻く不安をリセットしてくれますよ。

16 人前で声が震えてしまった後の一人反省会が止まらない

パーツ（人格）に声をかけて理解しよう

人は誰しもが己の中に様々なパーツ（人格）を持つと考えられています。これは内的家族システム療法*などのパーツ心理学で提唱されている考え方です。

このシーンでは、声が震えて情けない思いをしているパーツと、こんな自分じゃダメだと叱咤激励《しったげきれい》しているパーツがいます。気持ちがラクになるためにはすべてのパーツを尊重する必要があります。「情けないよね」「悲しいよね」「このままじゃ嫌だもんね」と各パーツに語りかける。湧き上がる思考や感情を理解しようとする在り方が大切です。

*リチャード・C・シュワルツによって創始された内的家族システム療法は別名パーツ心理学と呼ばれ、すべての人が複数の人格（パーツ）を持っていると捉える。

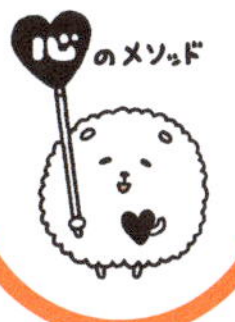

自己反省をやめて、言葉で自分を許す

「○○な自分を許します」

反省で終わればいいのですが、自分を責め続けることは自己否定につながり、緊張が増します。「声が震えてしまう自分を許します」「完璧でない私を許します」、最後は「私は私を許します」と何度も自分に浸透させてみましょう。

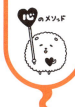

17 採用面接で面接官の自分の方が緊張してしまって、怪《け》訝《げん》な目で見られた

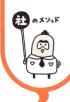

脇役としてハートフルな対応を心がけよう

まず採用面接を受ける人は、会社に選ばれる立場でありながら、同時に会社を選ぶ立場でもあります。だから、面接官は会社の顔として重要な役割を担っています。面接を受ける人は当然緊張するでしょうが、穏やかで受け入れてもらえる応答をすれば相手はホッとして会社への心象も良くなるでしょう。

大切なことは、自分を主役にしないことです。ここでの主役は面接を受ける人であり、採用する会社です。あなたは脇役であり、あなたの仕事は良い人材を採用して、その人に安心して入社してもらうこと。緊張は棚上げして、大切なお客さんを迎え入れるようにハートフルな対応を心がけましょう。

相手の心を開いてお互いを理解し合う

ジョイニングで相手の懐に入る

家族療法のジョイニングという技法は、カウンセラーが家族と関係性をつくるために相手の使う言葉や価値観に沿って話を進める方法です。この方法で会話をすると、相手は自分が尊重されていることを実感し、心が開いていきます。面接場面でも使えて実践的です。

18 就職の面接で想定外の質問をされたとき、頭が真っ白になってしまった

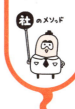

うまく話すより、会話のズレを生じさせないようにしよう

とても焦りますが、面接官次第ではよくある質問です。なぜなら、想定問答のようなやり取りより、こういったピンチの際にどういった言動をするのかが、採用で人物を見極める大きなポイントになり得るからです。このようなときは、うまく話そうと取ってつけたようなことを言うのではなく、会話のやり取りでズレを生じさせないこと。例えば、「もう一度言ってもらえますか」などのやり取りの間に呼吸を整え、返答を考えましょう。この方が無理なく自然であり、面接でも、ひいては就職後の仕事でも生きてくるはずです。

「知らない」という正直さで対応する

無知（Not Knowing）の姿勢

無知の姿勢とは簡単に言えば、“知ったかぶりをしない”ということ。「自分は何も知らない、だからぜひ詳しく教えてほしい」という姿勢で真摯に聞くことに徹することで、相手は関心を持って向き合ってくれているという実感が得られます。

1 緊張と自律神経の関係性（ポリヴェーガル理論について）の話

自律神経は全部で三つある

本屋さんに行くと、健康などのコーナーに自律神経に関する本がよく並べられていますよね。皆さんも一度は聞いたことがあると思います。ご存じの方もいると思いますが、自律神経とは、文字通り意思とは無関係に自律して働く神経のことです。高いところに行けば息が苦しくなるので自然とたくさんの酸素を取り込み、暑いときは体内の余分な熱を外に出すために汗をかきます。

そうして、私たちが起きているときも寝ているときも働き続け、最善の体の状態を維持しようとするのが自律神経です。よく耳にする自律神経失調症とは、こういった自律神経の働きに狂いが生じて、体に影響を及ぼしている状態とも言えるでしょう。

従来の自律神経の理論は、交感神経と副交感神経の二種類があるとされていました。一言で言うなら、交感神経が活性化（アクセル）の神経で、副交感神経が鎮静化（ブレーキ）の神経です。状況によって自律神経を使い分けているのです。

具体的には、交感神経は置かれた状況に対し、「体を緊張、覚醒させることで、能動的にコンディションを整えるための神経」です。わかりやすくいうと、血流を上げたり、酸素をたくさん取り入れたりといったものです。一方、副交感神経は置かれた状況に対し、「体を鎮静化させて、受動的に最適なコンディションをつくろうとする神経」です。例えば、息を深くしたり、眠ったりといったものです。

しかし、20世紀末にアメリカの神経生理学者、ステファン・W・ポージェス博士によって提唱された「ポリヴェーガル理論」によると、従来の自律神経の理論とは異なり、**「副交感神経には二つの種類がある」**とされています。一つが**「腹側《ふくそく》迷走神経複合体」**（以下、「腹側」）で、もう一つが**「背側《はいそく》迷走神経複合体」**（以下、「背側」）です。

ポージェス博士によれば、**「腹側」は社会的な関わりによって体を穏やかに鎮静化させる副交感神経**です。安心する人と一緒にいるとホッとする感覚ですね。**「背側」は例えるなら急ブレーキのようなもの**です。状況の危険度が脅威レベルの際には、身体活動をシャットダウンして生き延びようとします。動物の死んだふりや、うつ状態などもその一種です。そして、最低限のエネルギー消費で危険が通りすぎるのを待ちます。

自律神経

人間の意思とは無関係に自律して働く神経

交感神経

体内を活動させて
対処する神経

動悸《どうき》　血圧上昇
発汗　赤面

アクセルの役割

副交感神経

体内を休息させて
対処する神経

心拍数減少
血圧低下　筋肉弛緩《しかん》

ブレーキの役割

緊張する人は
アクセルと
急ブレーキを
繰り返す

副交感神経は
二つある

腹側がきくと
心が穏やかに

背側（背側迷走神経複合体）

窮地のときに
生命を維持させるための神経

脱力　凍りつき
睡眠などの個人レベルの休息

急ブレーキの役割

腹側（腹側迷走神経複合体）

人とのつながりによって
体を落ち着かせる神経

人と一緒にリラックス
表情のやわらぎ

ゆるいブレーキの役割

**安心・安全を手に入れるポイントは
腹側にある**

自律神経は緊張にどのように関わってくるのか

では、本書のテーマである「緊張」の視点で捉えると、これらの自律神経の働きはどうなるのでしょうか。

緊張時には最初に交感神経が働くため、状況を危険と感知すると能動的に対処しようとします。必然的に心拍数が増加し、呼吸も増えます。体内に熱が生じて顔が赤くなったり、発汗したり、体にも力が入って固くなります。

そうして、「戦うか逃げるか」という反応（闘争・逃走反応）ができる身体状態にし、体を動かして状況に対処できれば、やがて交感神経は鎮まっていくでしょう。

しかし、交感神経で対処できないような生の脅威レベルの際には、副交感神経の一つ、「背側」が作動します。人と目を合わせられなくなったり、萎縮して人と関わることができなくなります。ひきこもるような状態ですね。例えば、人前で話すような緊張シーンであれば、その状況を脅威と感知して、交感神経に加え背側も作動するので、体がガチッと固まって凍りつき状態になります。気管支が縮まり声が出にくくなります。行き場を失った余分なエネルギーを解放させるために、自然と体が震えるかもしれません。

「腹側」をきかせることで緊張は鎮まる

この緊張状態をやわらげていくために必要なことは、「安全の確保」をすることに尽きます。三つの自律神経に対しての働きかけのイメージは、次の通り。

交感神経：体内のエネルギーを原動力に手足などを動かし安全を手に入れること
背側　：ひきこもることによって危険が通りすぎるのを待つこと
腹側　：他者との関わりを通して落ち着いていくこと

別の言い方をすれば、**交感神経と背側が危険への「防衛行動」の素《もと》**であり、**腹側が危険への「向社会行動（つながりを求める、または助けを求める行動）」の素**です。どちらも目的は「安全の確保」です。この視点を土台に据《す》えて、本書では伝えています。

そして、その中で最も重要なものは「腹側」です。もちろん、交感神経も背側も生命体として生き延びるために欠かせないものですが、腹側をきかせていくことこそが、緊張やわらぎメソッドの肝《きも》です。交感神経も背側も、それぞれが単独できいている状態に腹側もきいてくると、現れる様相も変わってきます。

例えば、交感神経と同時に腹側もきくと、ジェットコースターに乗るように危険が「遊び」に変わります。遊びは自分の安全が保障された範囲内での小さな危険体験なのです。また、背側と同時に腹側もきくと、脅威で不動化した体が、愛による不動化に変わります。怯《おび》え切った自分を誰かに抱きしめてもらったり、安心できるものをそばに置いてみたりすることで、安全な状況を生み出せます。お母さんの胸の中で抱かれている赤ちゃんのようなイメージですね。安全な状況でのひきこもりともいえます。

ということで、**腹側をきかせることは、すべての状態を中和する万能のやわらぎメソッド**なのです。腹側の回復はあらゆる人にとってこの世界が生きやすくなる核心ともいえるでしょう。以上の考え方を背景に本編は書かれているので、ぜひそこを意識しながら読んでみてください。

参考書籍：『ポリヴェーガル理論入門』ステファン・W・ポージェス　春秋社
『ポリヴェーガル理論への誘い』津田真人　星和書店

第2章

1対1のときの緊張

上司、部下、同僚……。
逃げられない自分と相手だけの
何ともいえない空気。

19 上司に「ちょっと話がある」と言われてから、会議室に入るまでが怖い

体のメソッド

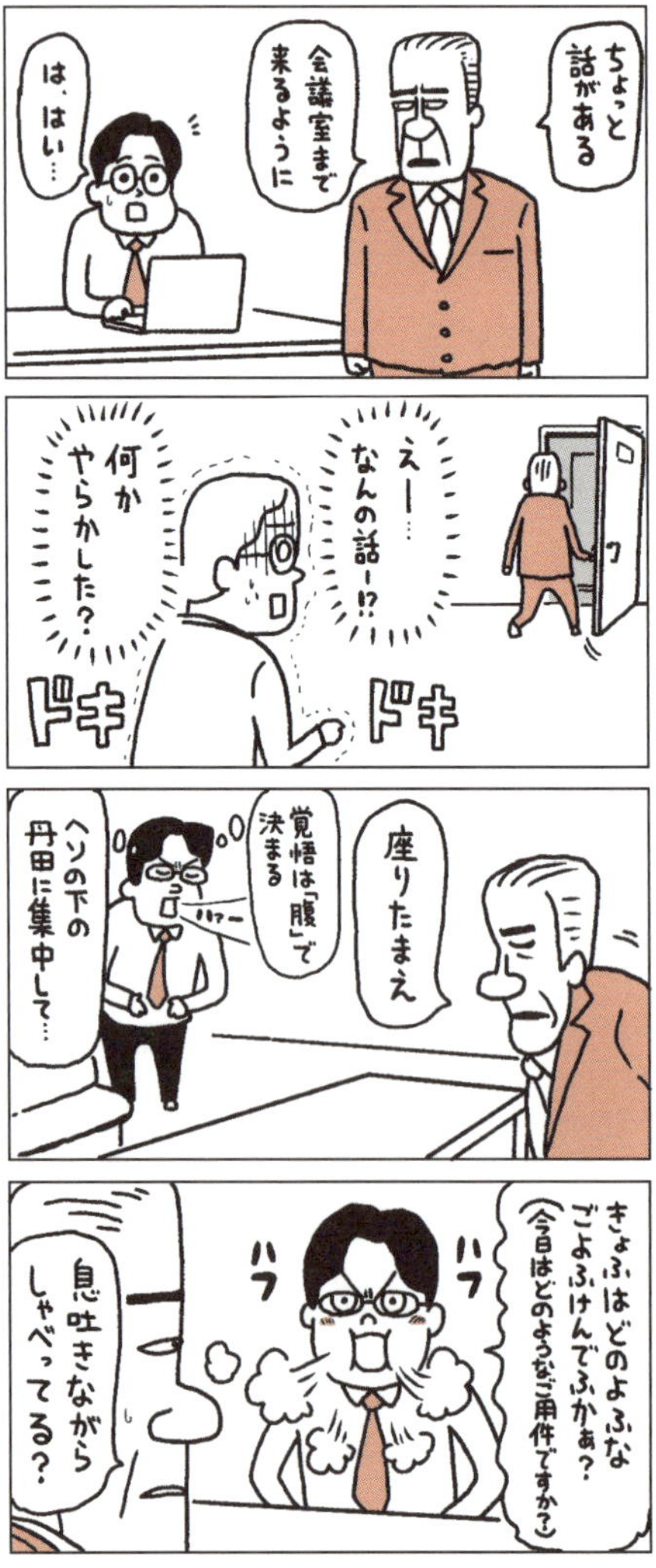
ちょっと話がある
会議室まで来るように
は、はい…
えー…なんの話ー!?
何かやらかした?
ドキ
ドキ
座りたまえ
覚悟は「腹」で決まる
ヘソの下の丹田に集中して…
ハァー
きょふはどのよふなごよふけんでふかぁ?
(今日はどのようなご用件ですか?)
ハフ
ハフ
息吐きながらしゃべってる?

丹田《たんでん》を意識して覚悟を「腹《はら》」で決めろ！

「何の話？」「何かやらかしてしまった？」と、一瞬ドキッとして身がすくみそうな場面です。いったい何だろうと頭の中でグルグル想像します。しかし、想像しても不安がおさまるわけでもなく、想像すればするほど、逆に悪い想像が膨らみ、ますます不安は増していきます。

このときはまず、ジタバタしないように心がけてみてください。そして感情を抑えようとせずにただ感じる。不安なものは不安で当然。必要なことは、そこに向かう覚悟です。覚悟は「腹」で決まります。吐く息と共に重心を下げ、ヘソの下の丹田に意識を集中してみましょう。腹が据われば上司との話に臨む覚悟ができるでしょう。

これこそが「お腹で吸って口から吐く」

丹田集中法

丹田とは武術などにおいて「気が集まるところ」とされている体の部位。ヘソから三寸（約9cm）下辺りにあり、意識を向け続けていると心身ともに安定してきます。

方法

① 片手または両手を丹田に置いて温めるようにする
② 体の中にある空気をすべて口から吐き出す
③ 鼻から腹に向けて息を吸い、細く長く口から吐く×10回

20 人と話すのを避けていたのに、昇進して部下と話さざるを得なくなった

社のメソッド

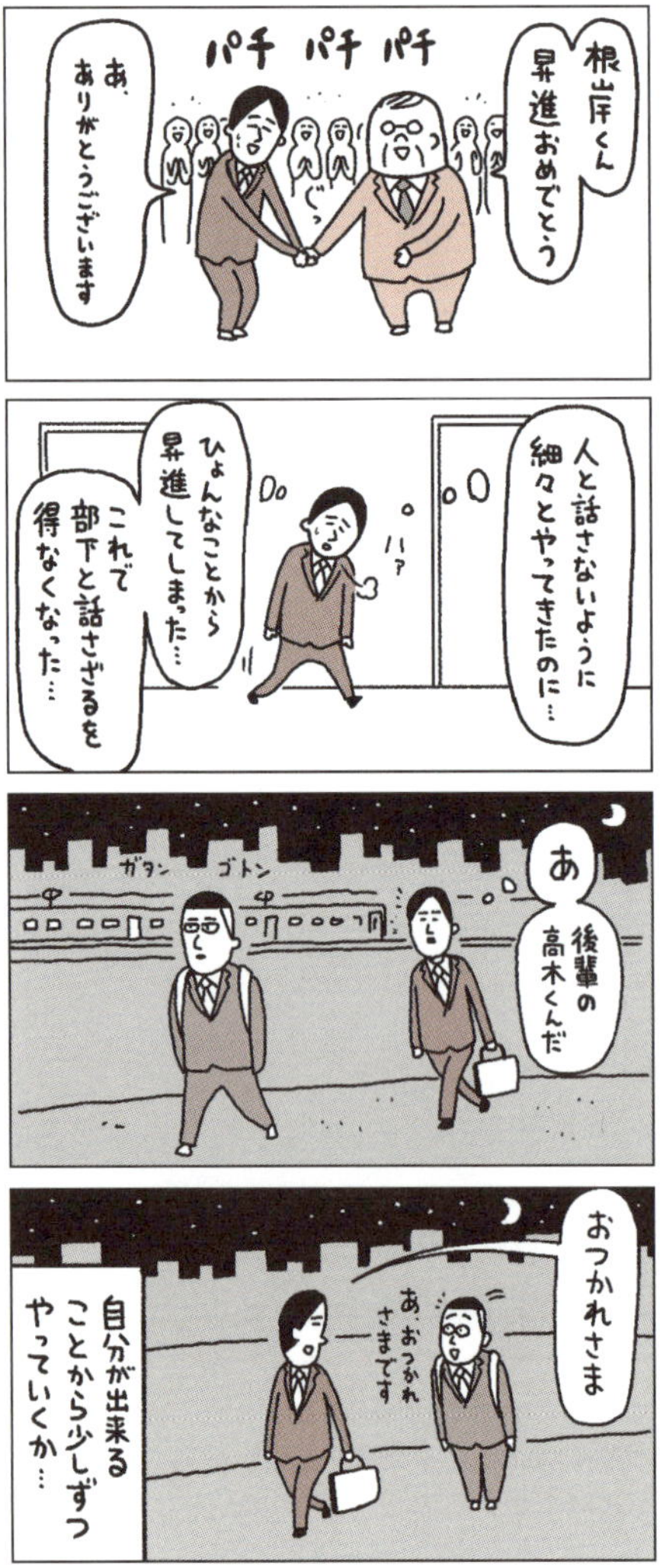
パチ パチ パチ
根岸くん 昇進おめでとう
ぐっ
あ、ありがとうございます
人と話さないように細々とやってきたのに…
ハァ
ひょんなことから昇進してしまった…
これで部下と話さざるを得なくなった…
ガタン ゴトン
あ 後輩の高木くんだ
おつかれさま
あ、おつかれさまです
自分が出来ることから少しずつやっていくか…

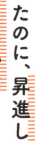

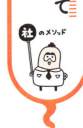

ひとまずは最低限のコミュニケーションで

対人関係が苦手な人は、しばしば人と関わることの少ない仕事を選びます。そうして精神的負担の少ない環境を望みますが、人生の神様としてはそうは問屋《とんや》が卸しません。どんな人でも、仕事で一定の経験を積むと人に教える立場にならざるを得ません。それを象徴するものが〝昇進〟です。

アドラー心理学では、人生には仕事・交友・愛の三つの課題があるとしますが、ここで問われていることは仕事の課題です。上司としての理想は一旦置いておき、人間関係に慣れるまでは無理せず、必要なコミュニケーションを最低限こなし、仕事の課題を全うすることに集中しましょう。仕事にも部下にも真摯に向き合っていれば、物事は必ず良い方へと向かいますよ。

何度も会っていれば親しみも生まれる

単純接触効果

心理学者R.ザイアンス氏が提唱。その人との接触回数が増えるほどに警戒心が薄れていき、親近感を感じるという効果です。当たり前といえば当たり前の効果ですが、人が苦手という人は、全般的な人そのものが苦手といっているだけで、つながりや縁のできた人には優しくなるものです。ちょっとした挨拶などでよいので接触する回数が増えるように心がけていきましょう。

21

一番先に帰るときの「お疲れ様です」を言うタイミングがつかめない

社のメソッド

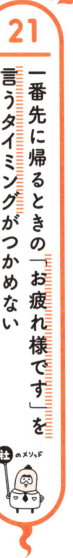

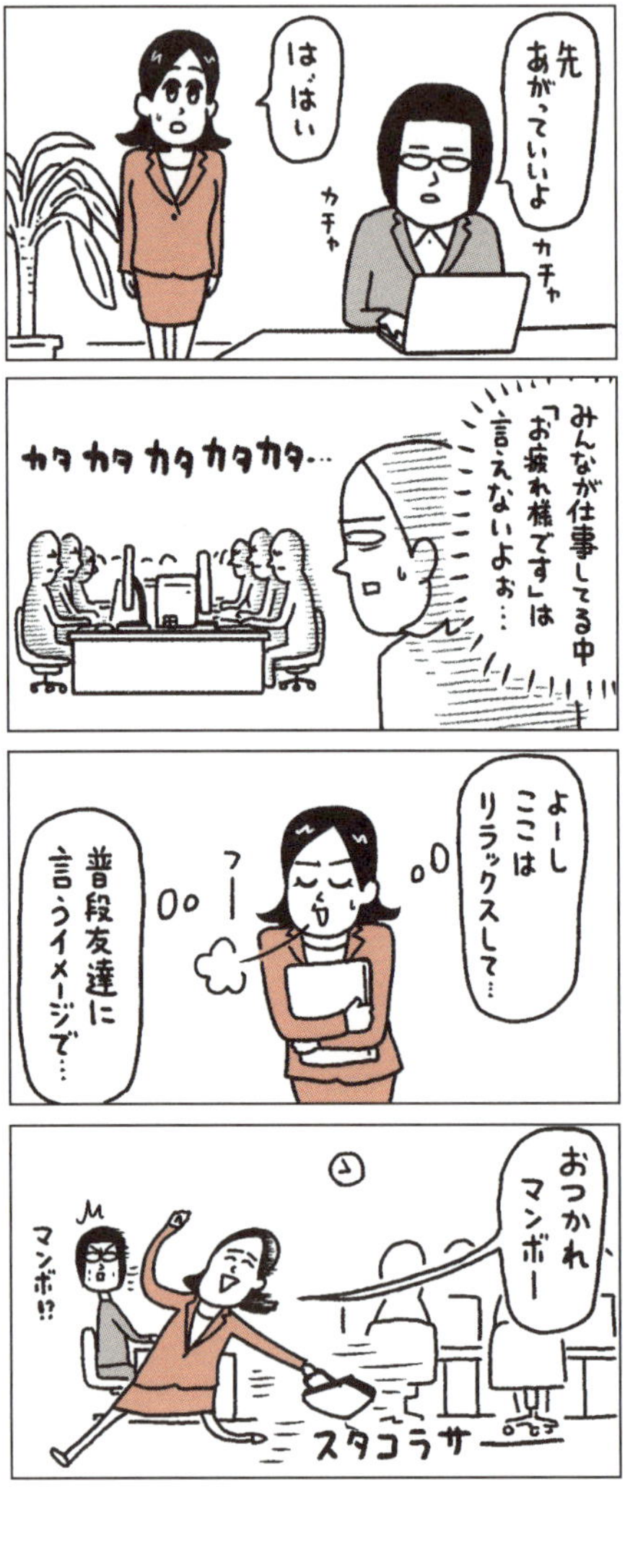
先 あがっていいよ
は、はい
カチャ
カチャ
みんなが仕事してる中「お疲れ様です」は言えないよぉ…
カタカタカタカタカタ…
よーし ここはリラックスして…
普段友達に言うイメージで…
フー
おつかれマンボー
マンボ!?
スタコラサ

〝良い加減〟に言ってみよう

職場の空気を自分の声で止めて、自分に注目が集まる恐怖とでもいいましょうか。そのため、最初の一言、このシーンでいえば「お疲れ様です」の「お」を発することが最大のプレッシャーになり、声を出すタイミングを見失います。体は恐怖で固まって声が出なくなる一方、頭では「お疲れ様です」と言わなきゃと、相反するエネルギーの葛藤が生じています。

このとき必要なのは固まっている体をゆるませることです。一生懸命言おうとすると余計に固まってしまうので、学生のような「お疲れっす〜」ぐらいのノリで力を抜いて、失礼のない程度に良い加減に言うと良いでしょう。いいかげんではなく、〝良い加減〟ですよ。

周りの人たちは敵ではない

「みんな仲間」という意識を持つ

不安や緊張に支配されてくると、周りが自分を責める敵のように感じられてきます。「みんな仲間」という意識を持って、その場を安心の場にしていきましょう。

ポイント

- 周囲の人たちが優しく接してくれた場面を思い出す
- ひとりひとり笑顔を想像してみる
- 「みんな仲間」と何度かつぶやき体のゆるむ感覚を感じる

22 同僚と二人で車に乗っているときに、あまりに緊張して途中で降りた

体のメソッド

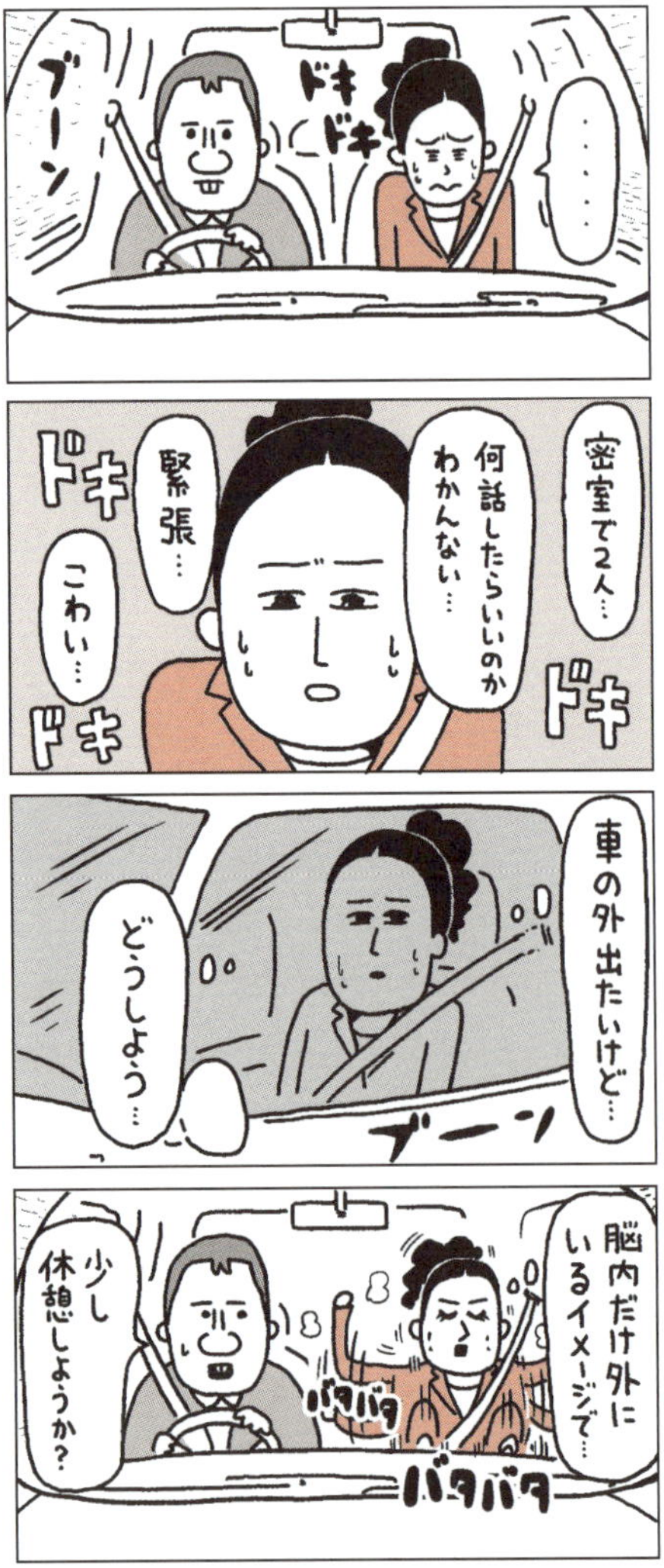
……
ドキドキ
ブーン
密室で2人…
何話したらいいのかわかんない…
緊張…
こわい…
ドキ
ドキ
ドキ
車の外出たいけど…
どうしよう…
ブーン
脳内だけ外にいるイメージで…
少し休憩しようか?
バタバタ
バタバタ

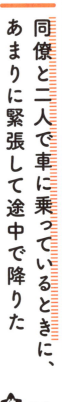

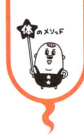

危険対処能力の高い猫から学べ

車を降りたことは社会的観点では不適切な行動ですが、動物的観点では適切です。猫で考えるとわかりやすいでしょう。猫は危険を感じると逃げ、安全を感じられるところまで逃げれば止まります。これは動物の生存本能です。人間も動物なのですから、身体的には逃げて、安全を感じられれば、やがて落ち着いていきます。

猫は逃げるために四本の足を動かします。人間も同様に両手足の動きを欲していますが、車の中で動かしすぎるのは変なので、それに準ずる形で両手足のグーパーを繰り返してみたり、足をパタパタさせたり、体をソワソワさせてみると良いでしょう。落ち着きをなくせば落ち着いていくのが自然の摂理です。

体を動かせない状況でもできる脳の沈静化

ムーブアイ

緊張すると、動揺して目が泳いでしまうこともあるでしょう。この目の動きをあえてゆっくりと、規則的な動きをしてみることで、余計な思考から抜け出すことができます。目は脳の一部です。

方法

① まずはゆっくり深呼吸をする
② 目を開けたまま水平に、5秒ずつ左右に動かす
③ 目の泳ぎがおさまるまで1,2分繰り返す

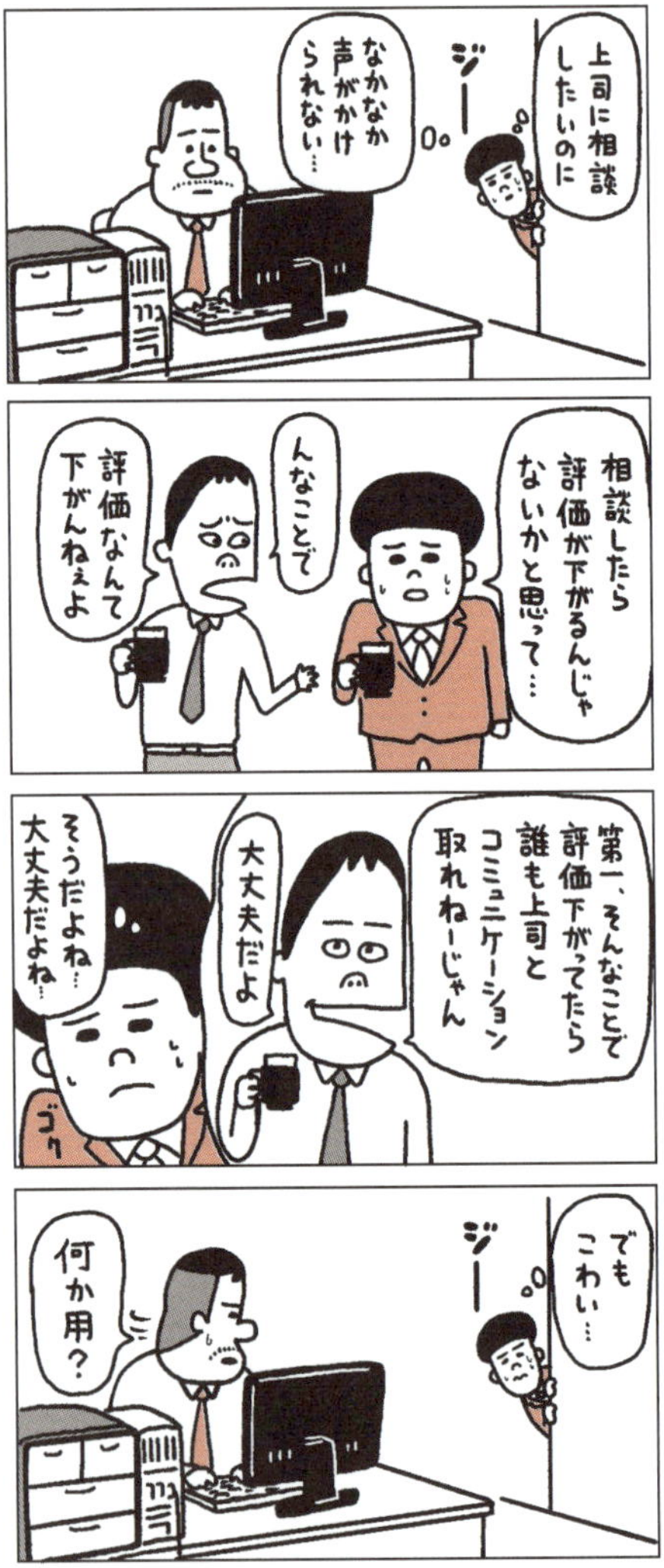
上司に相談したいのに
ジーー
なかなか声がかけられない…
相談したら評価が下がるんじゃないかと思って…
んなことで
評価なんて下がんねぇよ
第一、そんなことで評価下がってたら誰も上司とコミュニケーション取れねーじゃん
大丈夫だよ
そうだよね…大丈夫だよね…
ゴク
でもこわい…
ジーー
何か用？

23 上司に相談事があるのに、評価が下がるのが怖くて声をかけられない

心のメソッド

上司の課題と自分の課題を仕分けよう

人間関係のトラブルは、他者の課題に踏み込んだり踏み込まれたりすることで生じます。アドラー心理学では、この対処法を「課題の分離」といいます。このシーンでは、自分に対する評価は上司が決めることで、自分にはコントロール不可能なことです。上司の評価を恐れること自体は自然なことですが、その評価を変えようと執着するとどうにもならずに苦しみます。

ここでは上司と自分の課題を仕分ける必要があります。上司からの評価は上司の課題として預けて、自分は怖い気持ちを受け入れて、ありのままでいましょう。感情に抗おうとすると自滅していくので、感情はそのままに行動を変えていきましょう。

思考の暴走を強制的に止める

ストップ法でスタートする

心理学者ポール・G・ストルツ氏が考案したマイナス感情を鎮める方法です。自分自身に何らかの刺激を与えることで、感情の暴走を抑え、冷静な自分へと切り替えます。緊張や不安が出てきたら、「ストップ！」と言いながら、机や壁を軽く叩《たた》きます。両手をパンと叩いて「終わり！」と言ったり、頬を叩いたり、瞬間的な刺激が気持ちの切り替えにつながります。類似の方法をすでにやっている人も多いと思います。

24

同僚と話すとき赤面して、好意を持っていると勘違いされるのが嫌

体のメソッド

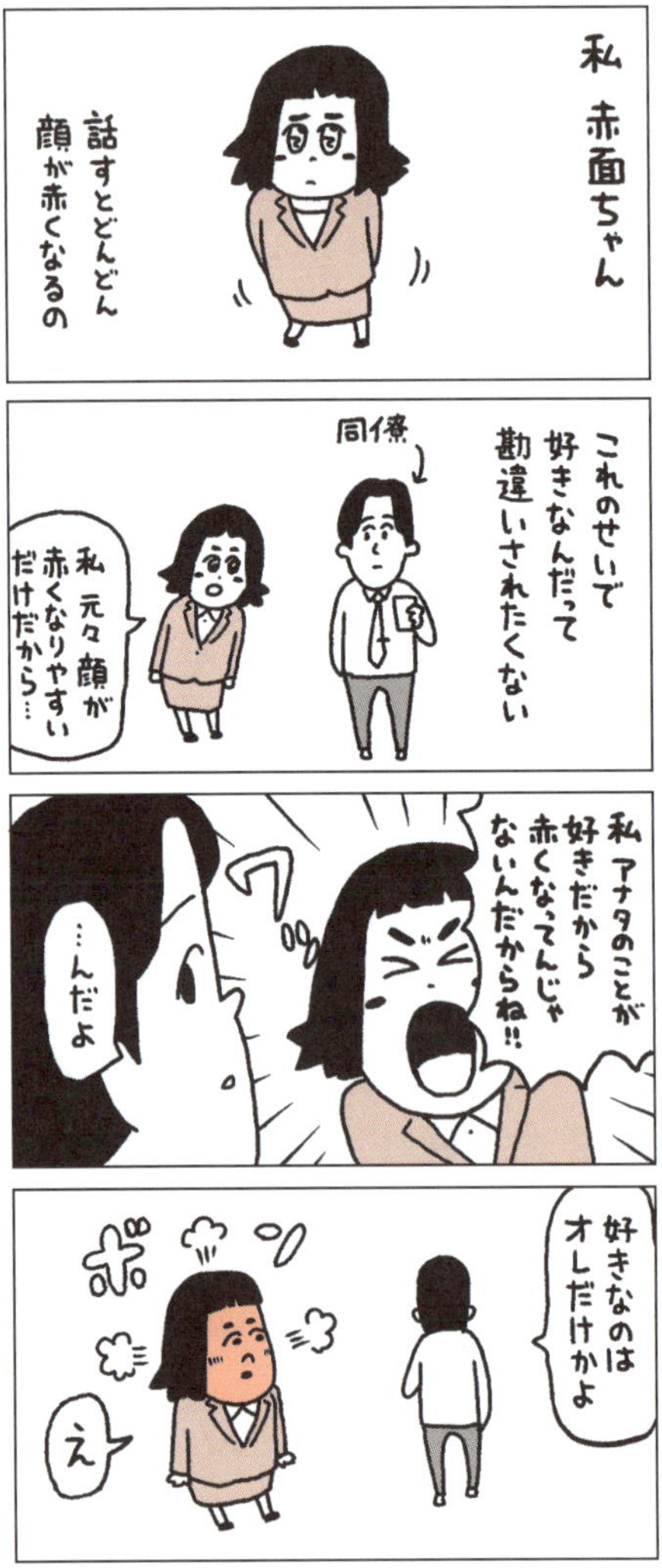

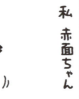

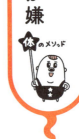

赤くなればなるほど鎮まる

何とも思っていないのに顔が赤くなって勘違いされたらどうしようと、好きでもないその人が気になるようになります。やがていたたまれなくなって距離を置く。相手からしたらいい迷惑で独りよがりの悩みです。

大原則ですが、まず赤面を止めることは人間の体として不可能です。そして、赤くならないよう努力するほど、ますます赤くなるものです。赤面は交感神経によって増した血流であり、エネルギー。止めるのではなく、生じたエネルギーを発露させれば、自然に赤さは鎮まっていくのが体の摂理です。今後はあえて、もっとしっかりと、顔を赤くしてみてください。その方が意外にも落ち着いていくでしょう。

意識の場所を顔からずらす

肩甲骨の間に意識を置く

自分の「顔」に意識が集中しすぎた結果、赤面してしまうのであれば、そこから意識を遠ざける必要があります。おすすめは「肩甲骨の間」です。

方法

① 目を半開きにして、目の奥の筋肉を意識し、ゆるめる
② そのまま意識するポイントを顔の前面から後頭部、首へとずらしていく
③ 肩甲骨の間へと意識を下げていき、そこで深呼吸をする

25

エレベーターの中で距離感が微妙な人と一緒になってしまった

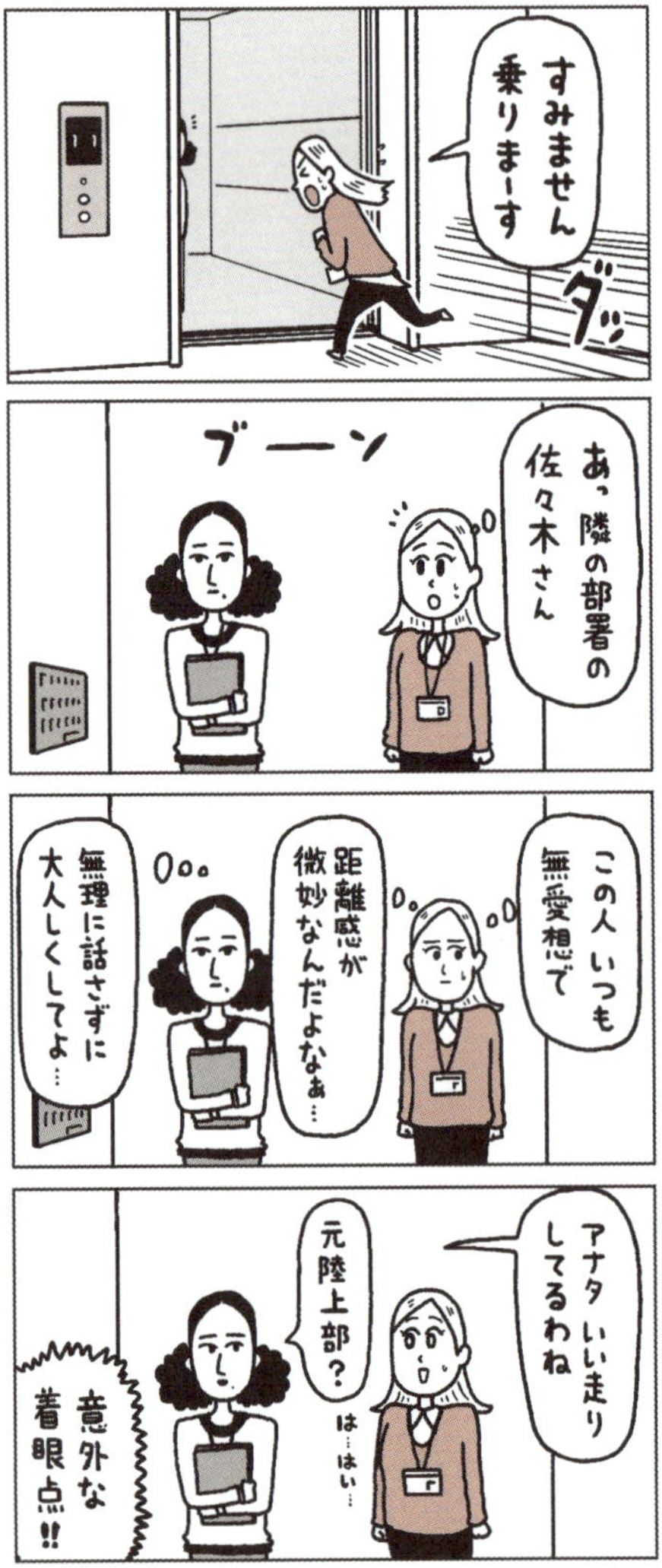
すみません乗りまーす
ダッ
ブーン
あっ隣の部署の佐々木さん
この人いつも無愛想で
距離感が微妙なんだよなぁ…
無理に話さずに大人しくしてよ…
アナタいい走りしてるわね
元陸上部？
は…はい…
意外な着眼点!!

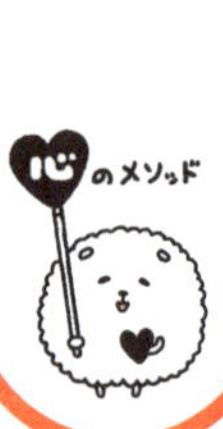
心のメソッド

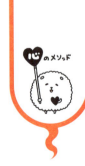

無理に会話しようとしないこと！

何とも言えない気まずい空気が流れる場面ですね。ここで雑談が苦手な方は、「どんなことを話したらいいんだろう」と、間を埋めるべく気をもんで焦ります。こんなときは無理に話さない方がいいでしょう。無理に話をすれば、取ってつけたような言葉になって会話がぎこちなくなります。

そのうえで、自分の周りにドーム型のバリアを張るイメージをもちましょう。透明な膜やカプセルに包まれているような感覚です。膜に守られている感覚を感じながら、外の音や感覚が少しずつ遠のくイメージを感じます。それが実感できると体で安全を感じられ、相手との緊張感が少しやわらぐでしょう。

不安を解消するには気持ちとの「距離」が大切

クリアリング・ア・スペース

フォーカシングという心理療法で使われる手法の一つ。気がかりなことや不安な気持ちなどに対し適切な距離を置くイメージを持つことで、思考を整理して気持ちを落ち着けていきます。

方法

① 「何か話さねば」という気持ちを「箱の中に置く」というイメージを持つ
② その箱を部屋の隅やクローゼットの中など、さらに奥に置いてみる
③ 他にも気がかりなことが出てきたら、①②を繰り返す

26

部下への指導の際、「ちゃんとやらねば！」と思うとフィードバックが空回る

社のメソッド

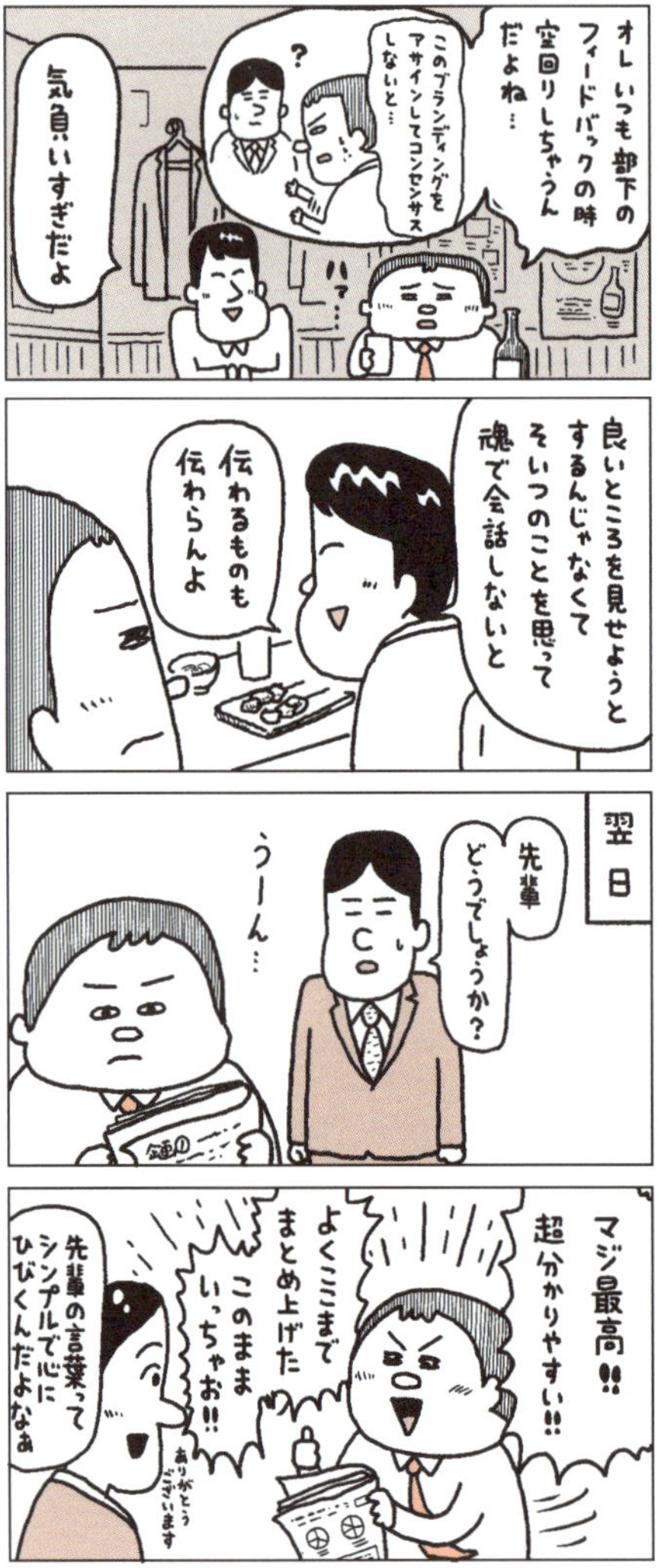

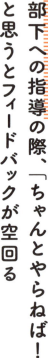

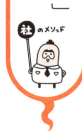

上下関係を超えて本音で語れ！

上司としての立ち位置を強く意識すると、気負った状態で部下に対峙《たいじ》してしまいがちです。その在り方が過剰になると、言っている言葉が説得力のない軽いものになったり、あるいは「あなたに言われたくない」と部下の反発を生んでしまいかねません。

背伸びせずに等身大の自分で話すことを意識してみてください。上司と部下という上下関係の役割で放ったフィードバックだと、部下はあなたの人格に同意するのではなく、肩書きに同意しがちなため、心に届きづらいです。肩書きの上下関係はあっても、あなたが本音で話した言葉は、心に届いて定着しやすいです。同じ人間なんです。本音で語っていきましょう。

部下との「つながり」と「安心」を育てる

労《ねぎら》いの言葉で、つながる

指導よりも先に上司が部下に伝えるべきことは、「労い」です。「お疲れ様でした」「よくがんばってくれたね」。そんな声をかけてもらえた部下は苦労が報われたと感じ、「もっとがんばろう」と、心を開いてくれるようになるでしょう。さらに大切なのは、部下に真摯に接しようと懸命な自分も「よくがんばっているね」と労ってあげることです。部下と自分自身の心のつながりを育てることが緊張から抜け出すために必要なことです。

27

初めて仕事をする取引先で、相手がどんな人かわからなくて緊張する

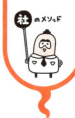

他人視点の行動は自分を豊かにする

初対面の人と会うとき、相手がどんな人だろうと考えることは当然ですが、そこから何に焦点を当てて行動するかは人によって違います。緊張しないように取り組む人、緊張がバレないように振舞う人、緊張しながらも相手の話に真摯に耳を傾ける人。これらは大別すると、自分視点と他者視点の動機づけの違いです。「情けは人の為ならず」という諺《ことわざ》にあるように、人は自分のことを考えるほど報われず、他者のために行動するほど、自分にかえってくるもの。不確かな緊張に意識を向けるより、他者視点の在り方に変えて、つながりの腹側《ふくそく》を育てましょう。

先手必勝のカギは「笑顔」

笑顔はまず自分から

緊張すると顔が固まり怖く見え、それを見た相手も不安で顔が固まり、またその表情を見てより自分が緊張するという負のループが起きます。だから、「先に笑顔で挨拶する」と決めることで、初めての相手にも緊張しづらい空間を生むことができます。

28 朝礼で決まった言葉を言うだけなのに、うまく言うことができない

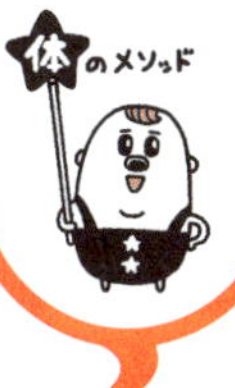

下手なままに言う〝作業〟に徹しろ

緊張で喉が詰まったり、言葉が出にくくなったり、声がかすれて震えたり、もどかしい思いをされる方がいます。これは、緊張時の体の状態としては必然的に起こり得ること。うまく言おうとするほど逆にしっぺ返しを食らうでしょう。

決まった言葉をそのまま言うということは、つまり〝作業〟と同じ。下手なままに言葉を発する作業に徹し、朝礼が終わったら次の仕事に集中しましょう。うまく言うことに価値を置くのではなく、作業としてこなしていけば、そこから意識が離れて、緊張から少しずつ解放されます。

いにしえの時代からある人類の知恵を使う

お経を唱えるように話す

般若心経《はんにゃしんぎょう》などのお経は単調なリズムで構成されているのでヒーリング効果があります。お腹から重低音で響かせることで、その振動によって迷走神経が刺激され、精神的にも安定します。朝礼の言葉も落ち着いた場所で低めの声で、試してみてください。

29 やけに近くに寄ってくる同僚と話すとき、後ずさりしたくなる

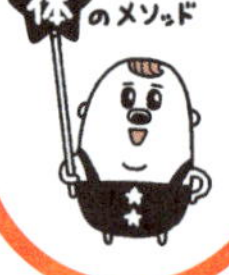

必要なことは「境界線づくり」

自分が安心していられる空間、パーソナルスペース。その広さは人との関係性によって異なります。相手と話しているとき、親しい人なら距離が近くても大丈夫なのに、初対面に近い人だと圧を感じます。

ここで必要なことは「境界線づくり」です。片足だけ後ろに下げてもう一方の足で防ぐのも良し。あるいはバッグなどの物を抱えて、実際にスペースをつくるのも良いです。何もなければ、相手との間に透明なカーテンがあると思ってみると良いでしょう。何らかの境界線をつくって相手の侵入を防ぎ、落ち着きのある自分を取り戻すための状況を整えましょう。

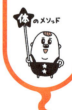

安心も防衛もできて一石二鳥

二の腕をセルフハグ

両手で自分の体を抱きしめるようにして、深い呼吸をしながらゆっくり二の腕をさすっていきます。すると、安心ホルモンであるオキシトシンが分泌されて落ち着いてきます。同時に「境界線づくり」もできて、自己防衛をしながら会話ができます。

30 向こうから歩いてくる同僚と、廊下ですれ違う際に目のやり場に困る

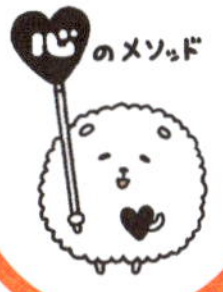

しっかり見るか、ぼんやり見るか、どっちかにしよう

相手の姿が目に入るやドキッとしますよね。目が合ったときの表情やタイミング、何から話せばいいか。「目をそらすのも不自然だし」と考えているうちに、目が泳いで挙動不審になります。

人は危険時に瞳孔が開き、危険の対象を凝視します。危険度が増すと背側《はいそく》がきいて、視界がぼんやり遠のきます。その体の仕組みをもとにするなら選択肢は二つです。一つは相手をしっかり見ること。あえて自分から見つめれば恐怖を一定レベルに保てます。もう一つは、相手だけでなく空間全体を眺めて、恐怖を薄めるのも効果的です。

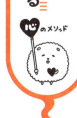

心を歩くことに集中する

マインドフルウォーキング

廊下を歩くとき、足が地面についている感覚に意識を向け続ける。右足が床についた感覚を感じ、今度は左足がついた感覚を感じる。ただそれを交互に続けることで、「歩く瞑想《めいそう》」となります。心が落ち着いた状態で同僚に会えば自然な挨拶も可能でしょう。

31 取引先の担当者に自然な笑顔がつくれず、不快感を与えている気がする

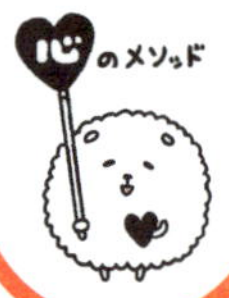

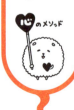

満足感を与えるストーリーに書き換えよう

相手に不快感を与えている気がする心理的背景には、自分のことを「他者を不快にさせる存在」として見なしていることがあります。すると、その文脈に沿った架空のストーリーを現実世界につくり出します。取引先の担当者に対して不快感を与えている証拠探しをして、「やっぱりそうだ」と確信を深めるのです。

その考えから離れるためには、相手へ満足感を与えるストーリーに書き換えていく必要があります。笑顔になることよりも、取引先の人への真摯な対応を具体化していき、相手の満足感をコツコツ積み重ね、ストーリーを書き換えていきましょう。

貼られたレッテルを「捨てる」ことで自分を新しくする

ラベリングの無効化

方法

① 付箋に自分のマイナスなイメージを書く
② その付箋を自分に貼る
③ 付箋をはがし、くしゃくしゃに丸めて捨てる

32

正面に座っている人との打ち合わせで、視線を合わせることができない

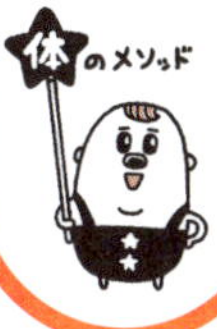

視線より体に必要なことをしましょう

人の視線が苦手な人は多くいます。人は自分以外の他者に、大なり小なり緊張や警戒をしますので、当然のことです。視線を合わせることができない状態は、緊張以上に脅威を感じて萎縮している状態。体は硬直して、呼吸も止まりがちでしょう。

視線を意識しすぎると、より緊張感が増していき、目が合わせられなくなります。だから、いっそ開き直って目は見ない。そして、視線より体の安定化を図る努力をする。具体的には、体の力を抜いて、体を動かす。テーブルの下で手をブラブラさせたり、両手をこするのも良いです。軽い体操でもエネルギー放出につながります。

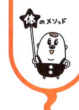

内臓に働きかけることで体がリラックスする

腎臓（副腎）を温める

手を動かすのも大切ですが、その手で内臓を温めるのも効果的。背中側の心臓から少し下にある副腎は、アドレナリンやストレスホルモンのコルチゾールなどが分泌される臓器です。左右の副腎を両手で温めることで交感神経が鎮まり、次第に緊張がやわらいでいきます。

33
人前で堂々と話す新入社員とあがる自分を比較して、劣等感に襲われる

社のメソッド

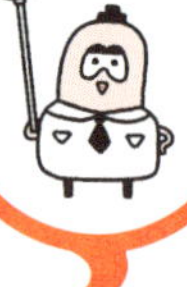

劣等感を抱き尽くして自分を労《いた》わっていく

自分が仕事で経験を積んでいくと、人前で話す場面が増えます。「自分はなんてダメなんだろう」と必死にもがきますが、そんなときに新入社員が物怖《ものお》じしない堂々たるスピーチをしている姿を見ると、劣等感に襲われますよね。

ですが、劣等感を否定しないこと。感情は否定すればするほどより強化されます（p.140）。だから、つらいけれどもしっかりと劣等感を抱きましょう。むしろ抱き尽くしましょう。そして自分自身を否定しないこと。自分を否定するほどに苦しみます。「そう感じるよね、わかるよ」と自分自身を労わりましょう。

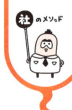

自分の良いところは他人が教えてくれる

「褒め」を受け取る

劣等感を抱きやすい人は自らを過小評価しており、自分の良い面に気づいていません。褒められたら「私なんて」と言わず「ありがとう」と受け取る練習をしていくと、劣っているという気持ちが薄れ、人とのつながりと自信を感じられるようになります。

34 上司や同僚から頼まれると、相手が不機嫌な顔になるのが怖くて断れない

断るレッスンを積み重ねよう

こういうとき、「自分が我慢すればいい」と考え、断らずに引き受ける方がいます。次第に自分の負担が増していくので、疲弊していきますよね。その背景には幼少期に身近に怒りっぽい人がいる、自分が誰かを傷つけたときの相手の顔を覚えているなどがあり、不機嫌な顔を見ると、何とかしてやわらげたいと無意識的に感じるからかもしれません。こういった人は、とにかくライトに断る練習を始めていくしかないです。「今は○○なので」という自分の状況を伝えるフレーズが有効です。断るためのフォーマットがあると気持ちがラクになりますからね。

「今は○○なので」の応用メソッド

サンドイッチ法

否定的なメッセージを肯定的な言葉で挟むことで、表現をやわらかくして伝える方法です。「信頼してくれて、ありがとうございます」「今立て込んでいるので、ごめんなさい」「手が空いているときなら、大歓迎です」など言い回しに応用がききます。

35 初めての場で話す際は全く緊張しないが、いつもの会議が一番緊張する

背伸びせず、自分の抜けているところを表現しよう

こういった人の心理には、「旅の恥はかき捨て」という言葉のように、初めましての人なら失敗しても、今後は会わないからいいやといった気持ちが隠れているのかもしれません。だから、今後も会う可能性のある、顔なじみの関係の方が苦手です。

では、その解決策ですが、おそらく自分のいいところを見せたい、ダメな自分を見せてはならない気持ちがあるので、普段から自分のダメで抜けているところをあえて表現してみると良いでしょう。「あ、やっちゃった！」くらいの軽いミスを人に見せる。すると、背伸びをしていない自然な自分を表現できるようになります。

ちょっとした会話が安心を生む

スモールコンタクト

自分の近くに座る人に絞って、会話をしてみましょう。「会議だから全員と交流しなければ」と思うと緊張します。早めに会議室に入って、待機中の人と雑談するのも良いですね。ささやかな交流が腹側《ふくそく》を活性化させ、会議中の自分をラクにします。

36 頭の回転が速い人に質問されると、頭が回らず真っ白になる

自分を優先して、バカになる勇気を持とう

質問の意図についていけず、しかも回転の速さが必要とされるはりつめた空気感に圧倒されるこの瞬間。

多くの場合、「自分の方がダメなのだから相手に合わせなきゃ」と必死になるため、無理をしてしまいます。脳がパンクしている状態ですね。それであれば、相手に合わせず、自分を優先する覚悟が必要となります。無理と思ったらギブアップしましょう。そして、バカになる勇気を持ちましょう。「私にはわからない、もう一度言ってもらえますか」と、相手にどう思われても、自分が理解することを最優先するのです。

「わからないこと」が貢献になる

素直に教えてもらう

誰かの役に立つことで人は自分に価値や満足を感じます。わからないことを恥じるよりも、「教えてください」と素直に聞くことで、相手に“人に頼られる”機会を提供することになります。自分が知らないことが相手にとっては嬉しいことでもあるのです。

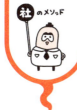

37

外国人相手の商談をする際、どうやったら伝わるのかを考えすぎる

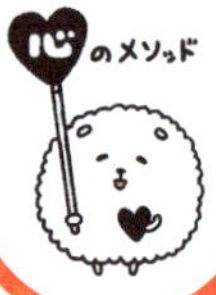

本当の目的に集中しろ！

考えすぎるのも致し方ないのではないでしょうか。外国人相手だと勝手が違うので、うまく伝わるのか緊張することは、いたって自然なことです。それよりも、こういったときに犯す過ちは、その緊張の方に焦点を置いて何とかしようとしたり、不確実なことへの恐れからいらぬ心配をしすぎることです。

不確実な未来を恐れず、現実的にこの状況でどう伝えられるか、商談が成立するか、本当の目的に集中しましょう。このような人の失敗パターンの多くは、本当の目的を忘れ、うまく話すことが目的になっていることであると覚えておきましょう。

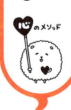

しゃべるよりも、伝える熱意や態度が重要

メラビアンの法則

コミュニケーションにおいて言葉の内容や意味よりも、話し方や動作などが大きな影響を与えるという法則。その割合は言語：7％、聴覚：38％、視覚：55％です。上手にしゃべるよりも身振り手振りを重視して伝えてみましょう。

38 退職の挨拶をすることが怖くて、会社を辞めたいのに辞められない

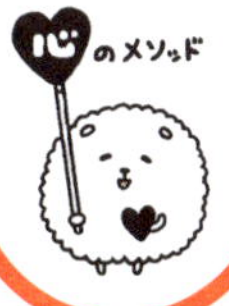

現実的な解決策を探ろう

人前で話すときに過度に緊張してしまう人の中に、稀《まれ》ですがこういった方が実際にいます。辞めたい事情はそれぞれですが、退職の挨拶をみんなの前でするのが怖くて退職できないのです。

辞めないことが心身や生活に大きな支障を来すとしたら、現実的に辞めるための方法を考える必要があります。退職代行の業者に依頼する選択肢もあれば、上司に事情を話してみんなの前での挨拶を省いてもらうようお願いすることもできます。精神的負担を抱えている場合は、精神科に行って診断書で職場に配慮要請の記載をお願いするのもありでしょう。会社側にはそのような方に合理的配慮をする義務があります。

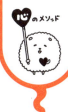

現在の課題を客観視してみましょう

メリット・デメリットを可視化する

縦軸を「退職する・しない」、横軸を「メリット・デメリット」に四分画した表を書き、それぞれ徹底的に書き出します。退職しないメリットは「挨拶をしなくてすむ」、デメリットは「転職できない」など、課題が明確になって決断がしやすくなります。

2 緊張と自己肯定感の関係性の話

（自分を肯定する方法は二つある）

「緊張しても、まあいっか」と自分を肯定する

みなさんも「自己肯定感」という言葉を一度は耳にしたことがあると思います。実はこの自己肯定感が緊張にも大きく影響しています。自己肯定感とは、その名の通り「自分を肯定できている感覚」のことですが、意外と多くの方がこの意味を誤解しています。

「肯定」とは「その通りであると認める」という意味です。つまり自己肯定感とは「自分の良いところも**〝イマイチなところ〟**も、そのまま認めて受け入れられている感覚」という意味になります。ところが、多くの人は「自信がある」「やる気がある」といったポジティブ面だけを自己肯定感がある状態だと考えがちです。

自分を肯定するには、実は二つの方法があります。一つは**「仕事ができる」「能力がある」といった「条件付きの肯定」**です。これは多くの方が普段から自分にしている

ことだと思います。もう一つは**「無条件の肯定」**で、これこそが自己肯定感の土台といえるものです。**自分が何もできなくても、何かを持っていなくても、「そのままの自分」にマルをつけてあげること。**自己肯定感とは「自分の存在そのものを肯定する感覚」のことで、「自分であることに安心できている感覚」なんていったりします。

自己肯定感が下がる理由

では、なぜ自己肯定感が下がってしまうのでしょうか。それは**肯定の反対、「自己否定」をしているから**です。本来そのままでいいはずの自分を、自ら厳しく否定してしまうことで、自己肯定感がどんどん崩れていってしまうのです。

これを聞いて「自分は自己否定なんてしていないし、むしろ自己肯定感は高い方だ」と感じた方もいるかもしれません。しかし、たとえ「自分ってダメだな」とわかりやすく自分を否定していなかったとしても、実は条件付きでないと自分にマルがつけられなかったり、自分に厳しく接しすぎる態度も自己否定といえます。

例えば「緊張せずしゃべる〝べき〟」「弱さを見せちゃ〝いけない〟」といった自分を追い込む考え方は、緊張してしまう自分を否定しているといえます。むしろこれらの言葉を良いことだと思って自分にかけている方も多いでしょう。でもその状態は自分を受け入れ安心している状態からは程遠いですよね。

実際、ある人が緊張症やあがり症だと思っていたら、ただ自己否定をしすぎていただけというケースはよくあります。自己否定をやめて自分を肯定できるようになると、自然と緊張がやわらぐことも多いのです。さらに「お前はダメだ」「もっともっとだ」と自分を否定し、叩《たた》き続けていると、周りの人たちもそう思っているのではないかと感じられてきます。人の目が怖くなり、交感神経が優位になって緊張が高まります。こうなると、緊張を治すどころか、状況はどんどん悪化してしまうのです。

緊張症の緩和には呼吸法やストレッチなどの体へのアプローチが重要になります。しかし、自己否定した状態では、これらのメソッドもうまく効果を発揮できません。自分を叩きながら緊張しないようにすることはとても難しいことなのです。

「緊張する自分はダメ」「緊張を治さねば」という自己否定のメンタリティから**「緊張してもまあいっか」「緊張しちゃうんだからしょうがない」**と、自分を受け入れ、前向きに諦めることができたとき、緊張から解放されるというミラクルが起きるのです。

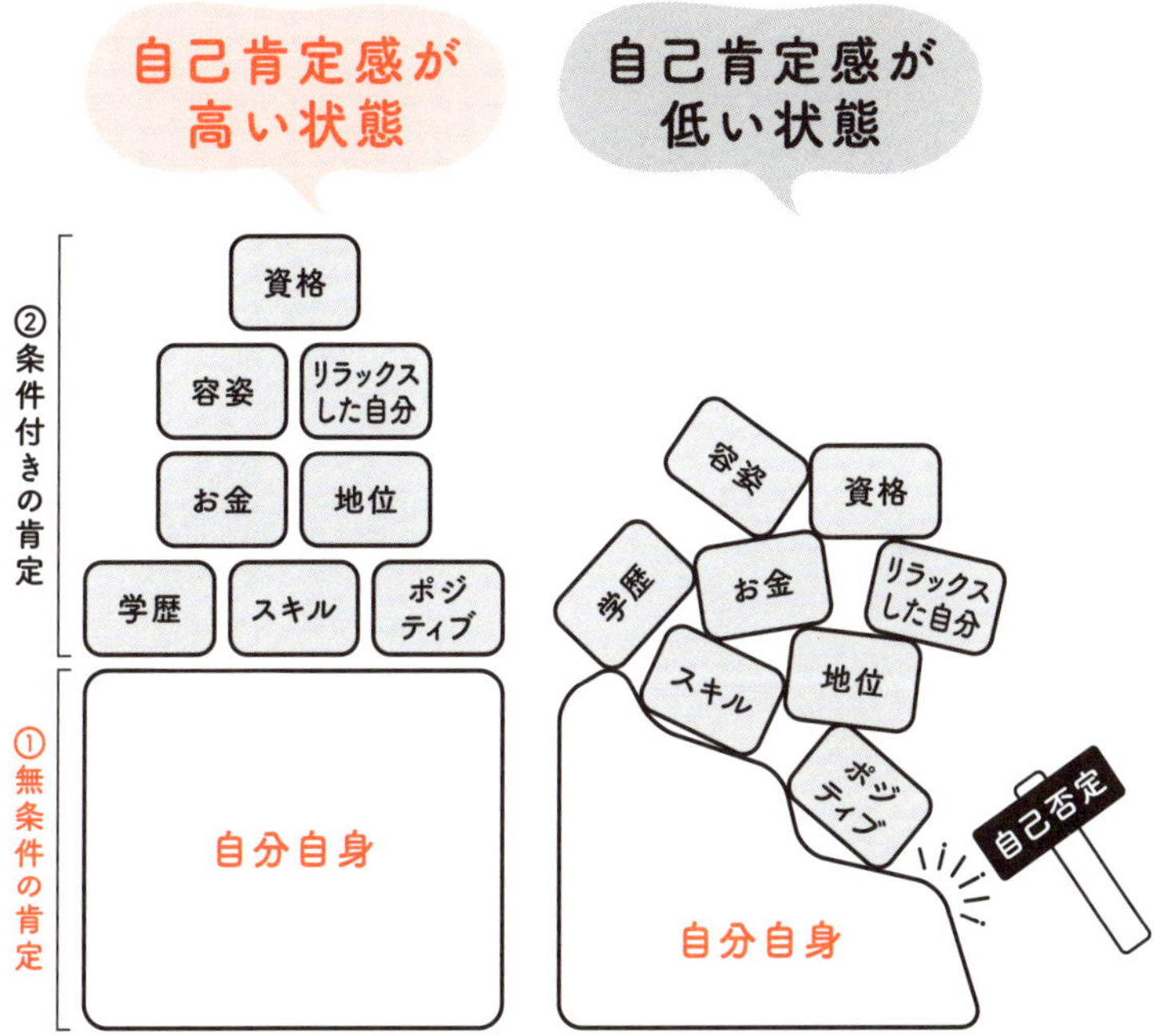

無意識にしている主な自己否定

禁止	「〇〇してはいけない」 例：甘えちゃいけない、負けちゃいけない、緊張してはいけない
義務・制限	「△△であるべき／あらねば」 例：強くあるべき、ちゃんとせねば、うまく話さねば
完璧主義	「もっともっと」と完璧を目指し、自分に厳しくする
劣等感	過度な他人との比較

第3章

自分を取り巻く環境での緊張

オフィスでの電話、電車内、飲み会前……。
自分を追い込んでしまう
この状況を打破したい。

39

静かなオフィスで電話を取るとき、自分の声を周りに聞かれたくない

体のメソッド

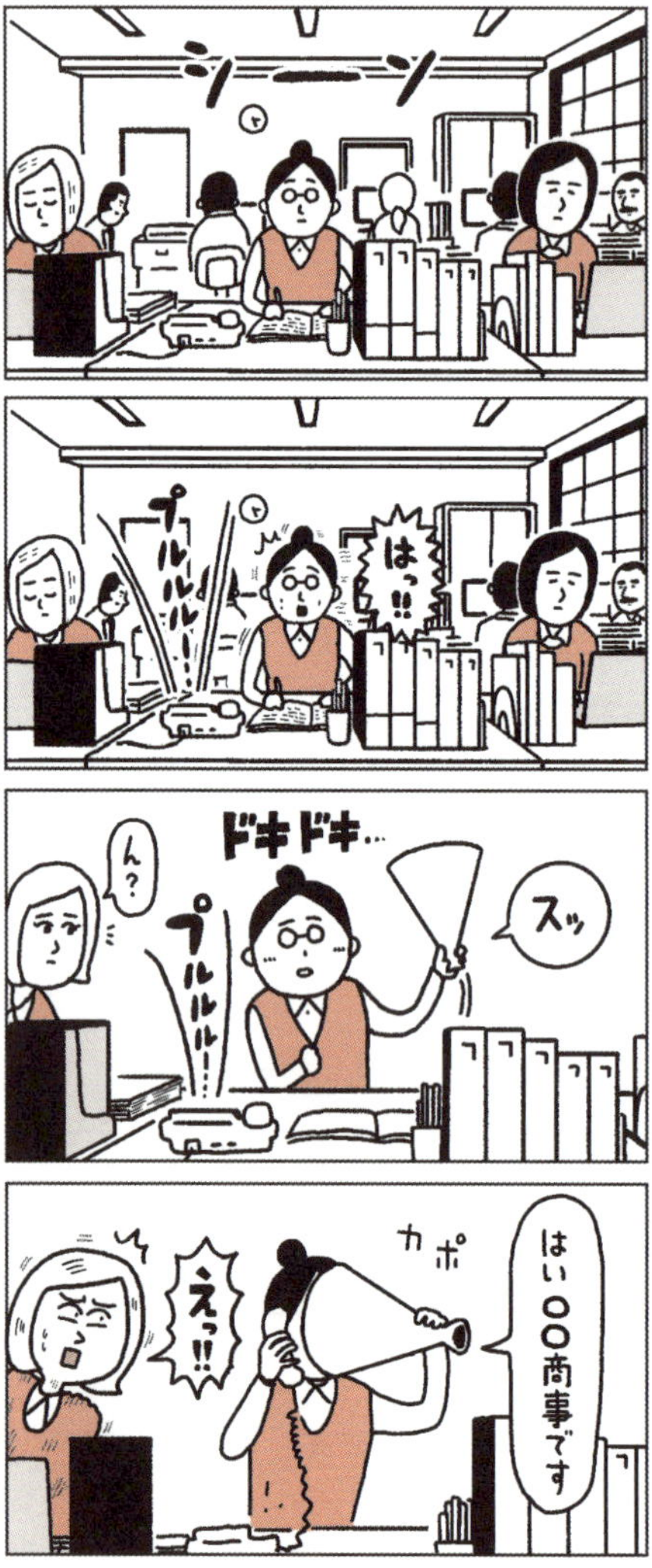

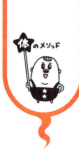

シャドーロールをイメージせよ！

まるで裸になったように覆い隠すものが何もなく、自分の声だけが場に響き渡ってみんなの耳に届く。しかも、声が震えようものなら、恥ずかしさのあまり顔が熱くなってしまいます。みんなにどう思われるか周囲にアンテナを張り巡らせます。

「シャドーロール」という競走馬につける装具があります。これは馬の視界を制限して前方に意識を集中させるものです。その視界の制御として、メガホンの逆の形が視界を覆うイメージをして、目先に集中し、相手の話に耳を傾けましょう。他者の目を想像で遮断するのです。そうして電話の相手の表情を想像で膨らませて、目の前にいるかのように話すと良いでしょう。

地球とエネルギーを交換する

グラウンディング

緊張してあがっている状態というのは、「地に足がついていない状態」です。地面とつながっている感覚が得られることで、人は安心し、自律神経も落ち着いていきます。

方法

① お尻が椅子の座面についている感覚をじっくり感じる
② そのまま足の裏が床についている感覚に意識を向けて、大地とのつながりを感じる
③ 足の裏から大地へエネルギーを送り、大地からエネルギーを受け取るイメージを持つ

40 一人暮らしや高速道路での運転など、初めて経験することに緊張する

心のメソッド

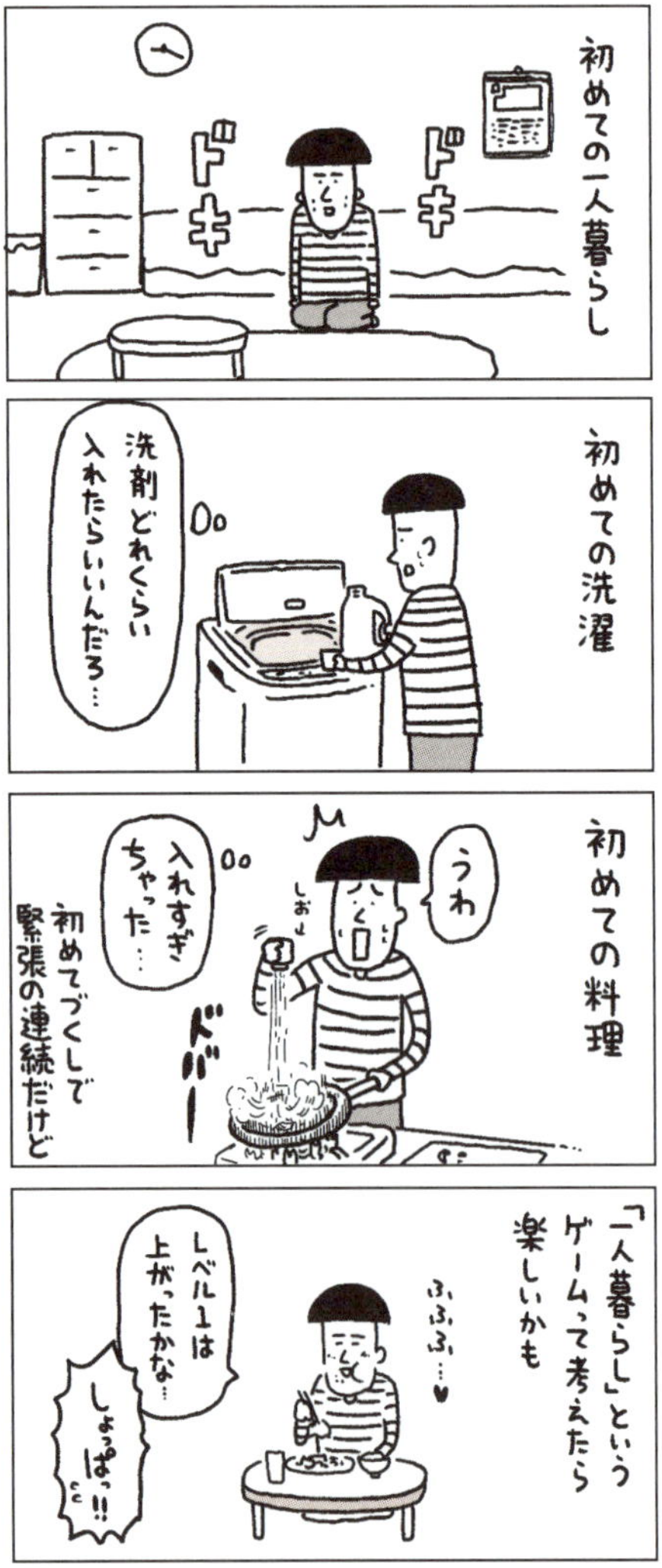

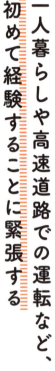

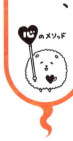

緊張を〝遊び〟に変えよう！

初めてのことは誰しもが緊張することと思います。しかし、緊張はなにも悪いこととは限りません。それが適度にあれば、むしろ良いパフォーマンスにつながります。しかし、過度に緊張しすぎると悪影響が出て、当然パフォーマンスが下がります。

ポイントは、緊張を遊びに変えることです。ポリヴェーガル理論では、交感神経と腹側《ふくそく》が同時に活性化している状態を〝遊び〟と捉えます。例えばジェットコースターは緊張感があっても楽しめますよね。一人暮らしでも高速道路での運転でも、ゲーム感覚を取り入れて「これができたらクリア！　ご褒美！」という仕組みをつくってみてはいかがでしょうか。

これをしたら良いことがある！という条件を考える

トークンエコノミー法

行動療法の手法の一つ。その状況に適した望ましい行動をするため、トークン（＝何らかのご褒美）を与えることでその行動を強化するという方法です。一人暮らしには、ゲームをするなどして思い切り夜ふかししてOK！高速道路では、次のサービスエリアで好きなものを食べてよし！　などご褒美をつくって、ゲットしたイメージを思い浮かべてみましょう。

41 コロナ禍のマスクで対人緊張がやわらいだけど、怖くて外せなくなった

体のメソッド

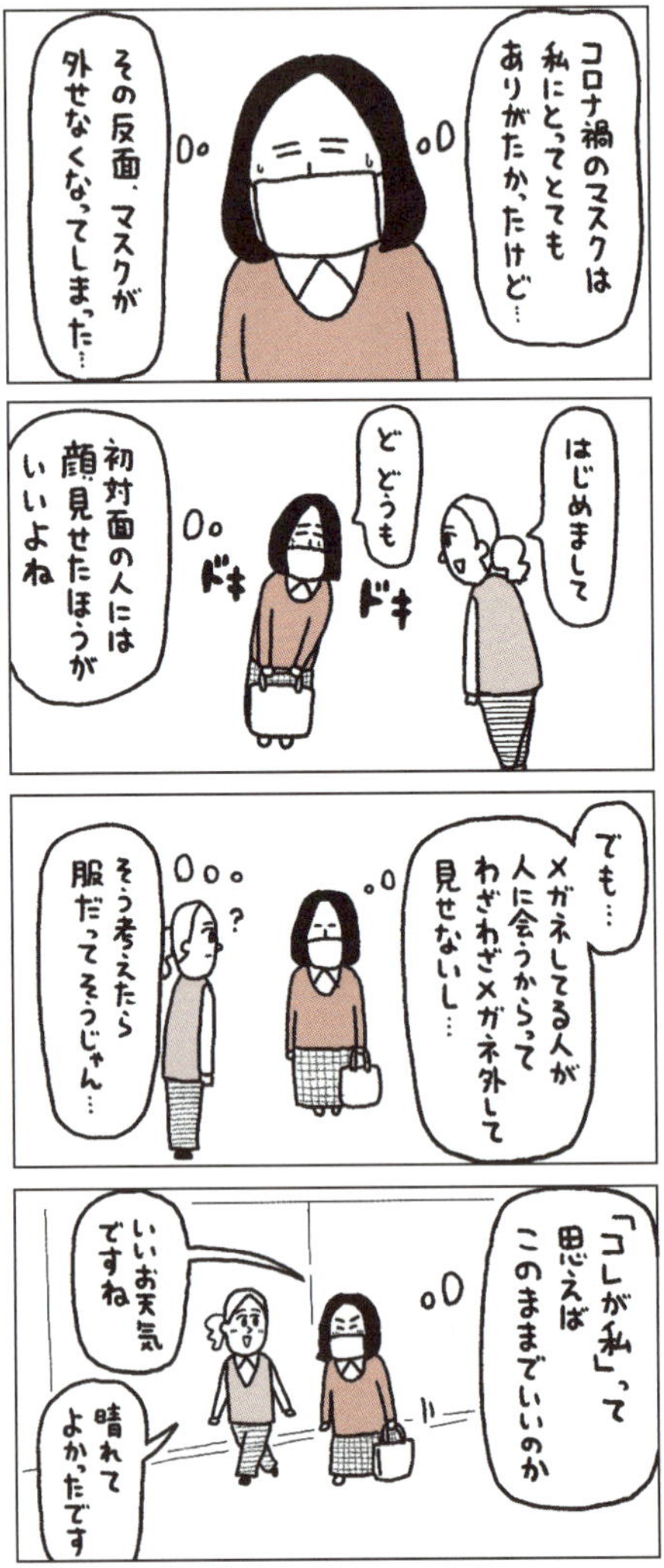
コロナ禍のマスクは私にとってとてもありがたかったけど…
その反面、マスクが外せなくなってしまった…
はじめまして
ど どうも
ドキ
ドキ
初対面の人には顔見せたほうがいいよね
でも…メガネしてる人が人に会うからってわざわざメガネ外して見せないし…
?
そう考えたら服だってそうじゃん…
「コレが私」って思えばこのままでいいのか
いいお天気ですね
晴れてよかったです

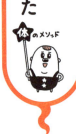

外しても外さなくてもどっちでもいい！

コロナ禍において、対人緊張が強い人はマスクによってある程度ラクになりました。例えるなら裸に服を着たようなものです。だから脱ぐのは恥ずかしいです。

どうしても外さなければならない状況はさておき、自分が選択できる状況なら外してもいいし外さなくてもいい。大げさな言い方をすれば、選択に責任を持つことが大事です。そして、そんな自分に「大丈夫！」というOKを出せるかどうかも重要です。遠慮なくつけて、遠慮なく外す。自分の選択に責任を持つと、人は強くなります。外してみてやっぱりムリと思ったらまたつければいいのです。つけ外しを柔軟に、そしてそんな自分にOKを出してあげましょう。

神経が集まっている顔をあえて運動させる

顔全体の緊張・弛緩《しかん》法

緊張時には、顔面や側頭部、後頭部、眼筋など腹側《ふくそく》に関係する筋肉が固まります。顔全体を強制的に緊張させ一気に力を抜くと、腹側が活性化します。マスクの下でやってみましょう。

方法

① 顔のパーツを中央に集めるようにして力を入れる
② パッとゆるめて、そのゆるみをじんわり感じる
③ 上記を数回繰り返す（血圧上昇に注意！）

42

電車に乗っているとき、自分の視線をどこに向けていいかわからない

体のメソッド

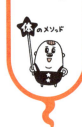

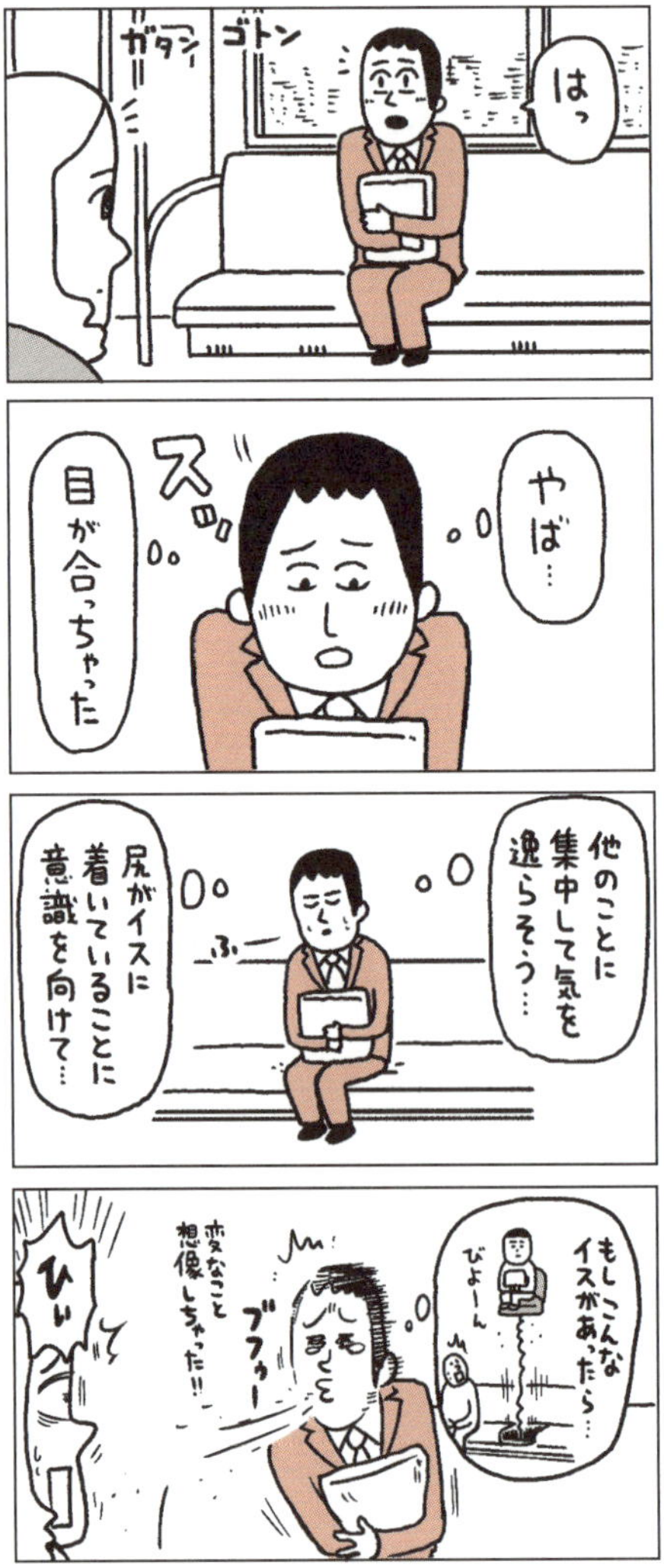
ガタン
ゴトン
はっ
やば…
ス
目が合っちゃった
他のことに集中して気を逸らそう…
ふー
尻がイスに着いていることに意識を向けて…
もしこんなイスがあったら…
びよーん
変なこと想像しちゃった!!
ブフォー
ひぃ

つながりの感覚を増やせ

「視線恐怖」などの緊張時によくあるシーンです。人がたくさんいる中では、自分の目のやり場に困りますよね。電車の中で向かい合っている人と目が合おうものなら、ドキッとして逃げるように目をそらします。

極端な話、見なければいいわけですから、乗っている間は目をつぶる。しかし、これはあくまで急場しのぎにすぎません。こういった緊張感が強い人は、そもそも、腹側《ふくそく》がきいていない状態ですので、心身につながりの感覚を届けましょう。具体的には、お尻が椅子についている感覚に意識を向けたり、お腹や胸に手を当てて、そこに「怖いよね」と思いやりを持って呼吸を届けてみるのも良いでしょう。

今と未来を考えるきっかけは「視線」にあり

未来方向に視線を向ける

不安とは先の未来を見ているようで、実は過去の失敗を思い出して怯《おび》えるときに感じるものです。人の視線方向には意味があり、右上を見たときには未来のことを考えており、左上を見たときには過去の記憶や体験について考える傾向にあります。不安や緊張を感じているときは、呼吸をしながら未来方向である右上に視線を向けるのがおすすめです。自然と不安と緊張が減っていきます。

43 飲み会で緊張するので、いつも駆けつけ前三杯飲んで行っている

社のメソッド

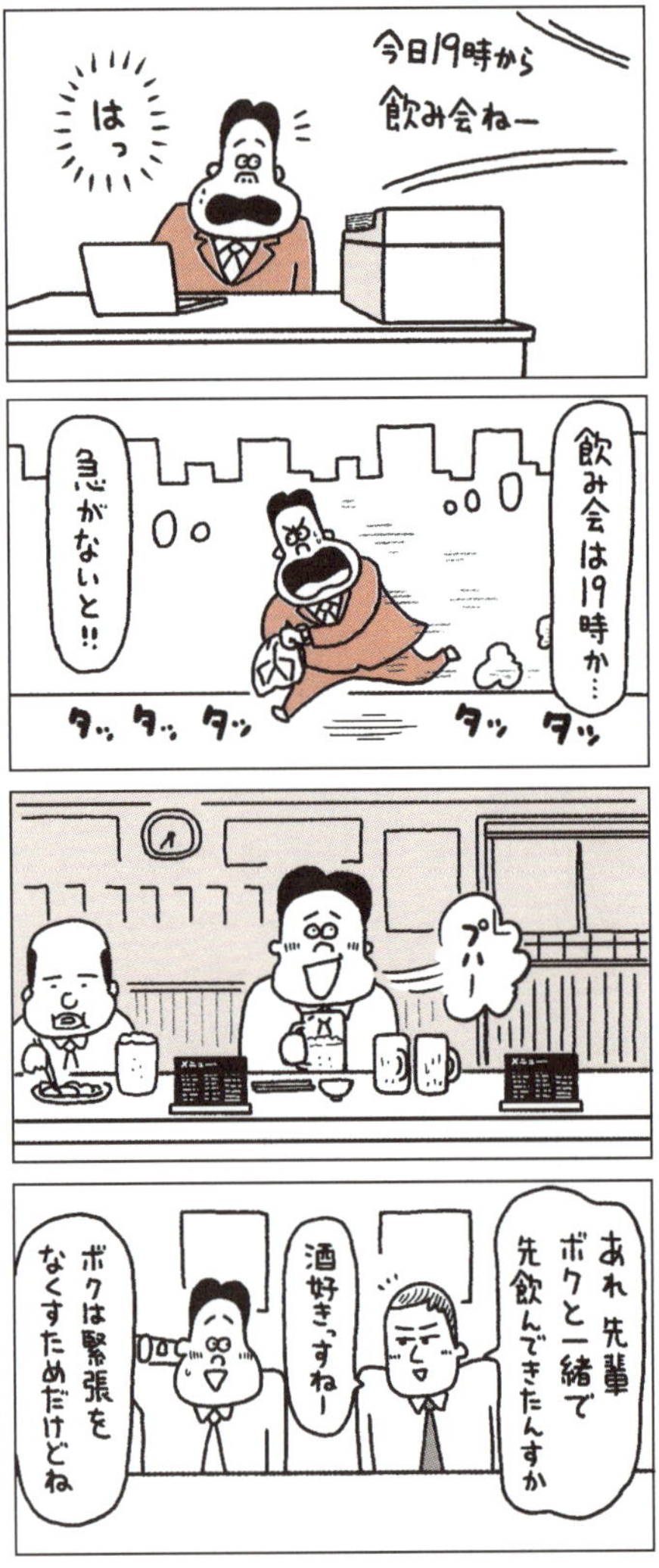
今日19時から飲み会ねー
はっ
飲み会は19時か…
急がないと!!
タッ タッ タッ タッ タッ
プハー
メニュー
メニュー
あれ 先輩ボクと一緒で先飲んできたんすか
酒好きっすねー
ボクは緊張をなくすためだけどね

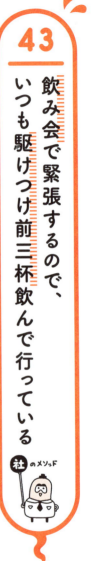

そんなときは飲んでいい！

飲み会が苦手な人の中には、緊張をやわらげるために席に着くや否や駆けつけ三杯の勢いで飲む人もいれば、飲み会前に飲んで、ほろ酔いで参加する猛者《もさ》もいます。

そこまで怖いのですから、どうしようもありません。かつての飲み会に参加するのが当然だった時代に比べたら、今は断る選択肢があります。どうしても参加しなければならないときは、飲んでから参加する自分を許してあげましょう。そんな自分を恥じてダメ出しすることは、傷口に塩を塗ります。その人生に安息の地は訪れません。アルコールに依存しないことだけは気をつけて、緊張感が強くてどうしようもないときには、遠慮なく飲んで緊張をやわらげましょう。

あえて幹事になってみる

役割を引き受ける

飲み会でも、「誰と何をしたら良いのかわからない」という状態がより緊張を生み出しますよね。そんなときは幹事などの「役割」を引き受けてしまうことで、やることが明確となり緊張が大きくやわらぐことがあります。お酒の注文役に回ってもいいし、料理の取り分けをしてもいい。さらに幹事は席の端っこに座れます。みんなのために役に立ち、人とのつながりが感じられ、所属感が得られます。

44 大事な商談・イベントのことを考えすぎて、前日は全く眠れない

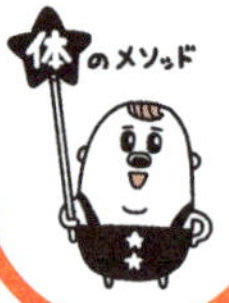

眠ろうとしてはいけません

大きなイベントの前日に興奮して眠れなくなることは誰にでもあることです。ただ、その程度や頻度が増すと日常生活に影響が出てきます。睡眠のコツは世にいろいろあるでしょうから、ここではマインドについて話します。

ずばり、眠れないときに眠ろうとしてはいけません。眠ろうとする努力はイベント前の興奮をさらに助長し、さらなる緊張を生みます。まずは「眠れなくていいや」と決めて、本を読んだりリラックスできることをしましょう。「そのうち寝られたらラッキー」くらいの気持ちで。

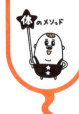

交感・副交感神経の切り替えを繰り返して疲れから体がゆるむ

眠りへと誘う筋弛緩《きんしかん》法

方法

① ベッドで横になり、顔も体もギューッと力を入れる
② 一気に脱力させ、体のゆるみをじんわり感じる
③ 深く呼吸しながら何度か繰り返す

45

二人一組になるとき、自分だけがポツンと取り残されるのが怖い

ポツンとなったその感覚を客観視し肯定しよう

人間は集団の生き物ですので、集団からはぐれることは本能的な恐怖ともいえます。ひとりになるのが怖いと思っていると、萎縮することでますます相手に声をかけられず、結果的にひとりのままになってしまうという無意識のパターンにはまります。緊張している人には周りも声をかけづらいものです。

大切なことは、ポツンとなる自分を客観視し、肯定すること。「これは私のパターンだ」とその感覚を客観視し、「わかる、わかる」と肯定する。感覚を否定すると自分イジメになりますが、肯定してあげると、傷は浅くなるでしょう。

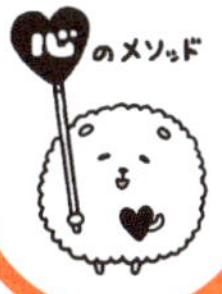

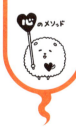

自分へ思いやりの心を向ける

セルフコンパッション

コンパッションとは「思いやり」「慈悲」といった意味。大切な人に接するのと同様に、自分にも接します。具体的には「怖いよね、わかるよ」「そうだよね」という共感や肯定の温かい言葉を自分にかけ続けることで、心の安定と回復力がついてきます。

46 営業目標に達していない状況で周りの視線を意識すると、パフォーマンスが出せない

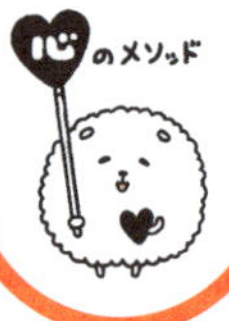

感情や評価は自分の意思で変えられないが、行動は変えられる

こういったときは、「営業目標に達していないダメな私」という見えないレッテルを自らに貼り、他者からもそう見られているように感じます。その感覚が自分の自由さを奪い、目立つような行動を控えて萎縮します。自信も持てずパフォーマンスも必然的に下がります。

ここから抜け出すために、感情・他者の評価・行動の三つを仕分けましょう。感情も評価も、自分の意思で変えられないもの。でも、行動は変えられます。実直に仕事に向き合っていけば現実に変化が起き、結果にもつながるというものです。

結果だけが自分の価値ではない

できたこと探し

一日の終わりにできたことを三つ以上数えてから寝ましょう。「お客さんに笑顔で挨拶できた」「良い資料がつくれた」などの小さなことでもOK。結果より過程を見れば、できたことはたくさんあるはず。その日を充実したものにして、明日を迎えましょう。

47 レジでお釣りやレシートを財布に入れるときに、焦ってしまう

「さがり症」になろう

これはいわば「あがって」いる状態です。店員さんにジーッと見つめられて、しかも後ろに人が並んでいたらさらにあがります。体内では、気も血流もあがります。あがり症とは文字通り〝上に上がる〟ということです。すると、地に足が着かないため精神が不安定になります。呼吸も止まりがちでしょう。だから、まずは息を吐きましょう。そして、肩の力を抜いて重心を下げる。足の裏が地面に着いている感覚に意識を向ける。自分のすべてを、ベクトルが下向きの「さがり症」に変えてみましょう。地に足がつけば、精神は安定しやすくなりますよ。

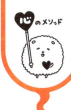

今の状況をスローなものにして焦りを取り払う

コマ送り映画

焦りの感情は急ぐと余計焦るので、逆に意識的に一つ一つの動きをスローにして、コマ送りになっている想像をしましょう。ストップモーションのように写真がめくられていくような世界に没入できれば、焦りがつけ入る余地が少なくなるでしょう。

48 待ち合わせ中に通りすがる人の視線が、自分を評価している気がして怖い

社のメソッド

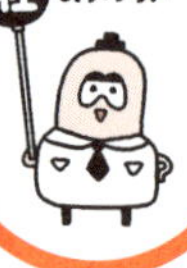

この世界の心安らぐつながりを増やそう

世の人々が敵であるかのように感じ、自分を否定されているような気持ちになる。すべて妄想ですが主観的には真実です。人は危険なときは、瞳孔が開いて危険の対象物を凝視します。例えるなら戦闘機が敵機をロックオンしているようなものです。

すると敵以外のものは目に映らなくなります。ここで視線恐怖の世界から抜け出すためには、視界に入る安全なものを目で捉える必要があります。空を見上げたり、路地脇の花を眺めましょう。見ていてホッとするものを探し続けます。この世界の心安らぐつながりを増やしていきましょう。

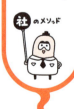

あなたは他者の幸せを考えられる幸運な人

他者の幸せを願い、祈る

道行く通りすがりの人ひとりひとりに「この人が健康で幸せでありますように」と、温かい気持ちを送りながら心の中で祈りましょう。続けていくと、意識のベクトルが外に向くと共に、他者とのつながりが感じられ、安心感が得られます。

49

3か月後のプレゼンが今から不安で仕方ない

赤ちゃんと同じように自分のパーツと関わっていく

本番前から不安が押し寄せてきて緊張が大きくなる状態を「予期不安」といいます。パーツ心理学（p.47）でいえば、自分の中の不安を感じるパーツが過剰反応している状態です。

大切なことは、不安や緊張の感情を否定しないこと。赤ちゃんが何かに怯《おび》えて泣いているときに「泣いちゃダメ！」と言ったらますます泣きます。あやしてあげると次第に落ち着いていきます。同じように自分のパーツに関わってあげること。「不安だよね」と自分に声をかけ、反応している体の部位に手で触れて温めてあげると「腹側《ふくそく》」がきいてくるでしょう。

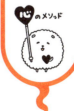

プレゼンという大舞台の準備を細かくする

チャンクダウンを活用する

物事を小さく分割することを「チャンクダウン」といいます。目標が大きすぎると緊張してしまうので、資料をつくるための情報集め、情報集めのための文献探し、というように準備を具体的かつ詳細に分割して、できるものから着手しましょう。

50 ホテルのチェックインで記入するときに手が震えてうまく書けない

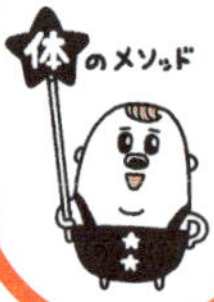

震えても目的が果たされれば結果オーライ

人に見られていると思うと、途端に手が震えてうまく動かなくなる人がいます。震えないように必死に手に力を入れて書きますが、これは皮肉にも震えるための見本のような反応です。

どの道、何をしても緊張するのですから、ここは逆転の発想が必要です。大前提として緊張してうまく書けない自分を引き受けてください。そして、震えないようにするのではなく震えてください。震える自分を許しながら書くのです。そもそも震えて何が悪いのですか？　どうしようもないじゃないですか。ミミズ文字の恥ずかしさを感じながら、記入するという目的を果たしましょう。

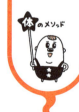

手を優しく慈しみながらマッサージする

アライグマのポーズ

手にはたくさんの神経が集まっています。手をさすりながら、指一本一本や手の甲の指の骨の間を優しくもみほぐしてあげましょう。なるべく丁寧に、「怖かったね」と声をかけながらすると効果的です。手がぽかぽかと温まるまでやってみましょう。

51 内向的な自分であることを恥じて、外向的な人たちの前で緊張する

アヒルは白鳥になるな。アヒルはアヒルになればいい

内向的な人が外向的になろうと思うことは多いですが、その道に安らぎは訪れないでしょう。内向性は生まれながらの気質であり、それを否定して外向的になろうとすることは、自己否定以外の何物でもないからです。同時に天から与えられた内向性という能力を閉ざしかねません。内向的な人は、深く考える探究力があって、物事にコツコツ取り組むことで何かを成し得ます。実際に偉人でも内向的な人は多いです。アヒルは白鳥になってはいけません。アヒルはアヒルになればいいのです。内向的な人は内向的なままに、「内向力」を発揮して生きていけば良いのです。

前向きな意味で「諦める」

「これが今の私」

そのままの自分をフラットに受け入れ、前向きに諦める言葉です。諦めるとは仏教用語で「明らかに観る」という意味。胸に手を当てて、「これが今の私……」と何度かつぶやいてみると、自己否定思考がやわらいでいきます。

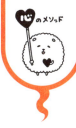

52
人と話しているときに、急に緊張して逃げたくなる瞬間がある

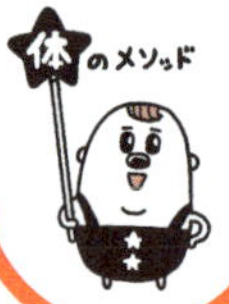

火災報知器を止めろ

このシーン、特に何も起きていないはずなのに不思議な行動ですよね。ポリヴェーガル理論では「ニューロセプション＊」といいますが、無意識レベルで外界の危険を感知し、考えるよりも早く身体反応が生じたのです。例えるなら火災報知器です。緊張度合いが強い人は鳴りっぱなしです。止めるためには、安全な場所へ逃げましょう。「ちょっとトイレに……」のような急場しのぎでもいいです。それが難しければ、逃げる動きとして足踏みしたり、体の向きを変えましょう。安全を感じられると、ニューロセプションは落ち着くでしょう。

＊周囲が安全かどうか、また危険かどうかを、無意識に評価する神経プロセスのこと。

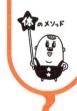

逃げたい衝動とそのエネルギーをその場で放出する

足踏みディスチャージ

その場から逃げたいと思ったとき、まず足を動かしますよね。この衝動を抑える方法としては、「逃げる」の疑似体験、つまりは足を動かせばいいのです。つま先でもかかとでもいいので、その場で足踏みしてエネルギーを逃がしましょう。

53 狭くて窓のない部屋にいると圧迫されてドキドキする

いつでも逃げられるという動きやルートを確認しよう

これは過去にトラウマ的体験をした人にしばしば見られるシーンです。閉ざされた空間と圧迫された感覚が共通点です。

即効薬は「外の空気と開放感」です。可能な限り、頻繁に外に出ましょう。ドアや非常口などの逃げ道を確認しましょう。次に両手足を動かし、自由に動かせることを確認しましょう。つまり、逃げることにまつわる動きやルート、結果を確認することで自分に安心感をもたらすのです。そして、ドキドキを否定せず、まるで友達とベンチで隣に座っているかのように、ただ一緒にいてみましょう。すると次第にドキドキがやわらいでくるでしょう。

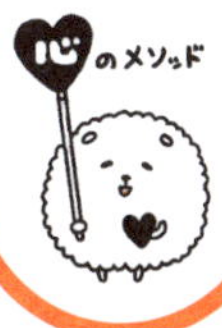

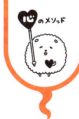

自分を広く受け止め俯瞰《ふかん》する究極の方法

幽体離脱に挑戦してみる

方法

① 体から魂が抜け出て、天井にいる姿を思い浮かべる
② 下にいるであろう自分をゆっくり眺める
③ 街の上、上空、宇宙と、少しずつ広い方へ遠ざかる

54 満員電車で急に激しい恐怖感や動《どう》悸《き》に襲われ、通勤に悩むようになった

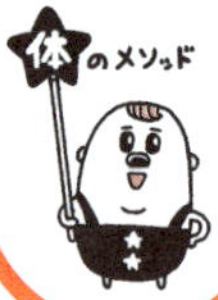

意識を今ここに向け続けろ

これは「パニック発作」と呼ばれるもので、中には死んでしまうのではないかと思うほどの動悸や恐怖を味わう人もいます。しかし、いざ救急車で運ばれると落ち着きを取り戻し、検査しても異常なしであっさり帰されます。そして、また電車通勤に悩むようになります。

現実的対応として、各駅停車を使うことや人が少ない早朝の時間に乗ること。次に、マインドフルネスや瞑想《めいそう》などが役に立ちます。例えば、「私は怖いと思っている」「死んでしまうのではないかと思っている」と湧き上がる思考や感情に気づく。意識を今ここのあらゆることに向け続けるのです。

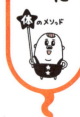

音を利用して、過敏になっている自分を緩和させる

気づきの音メソッド

方法

① 目をつぶり、周りから聞こえる音に耳を澄ます
② 聞こえた音を小さい声で口に出してつぶやく
③ 5つの音をつぶやいたら、ゆっくり目を開く

55 運転に慣れていなくて、真後ろに他の車がいると妙に焦ってしまう

嫌がられる勇気と迷惑をかける勇気を持とう

これは焦りますよね。迷惑をかけているようで急がなきゃ、けれど事故を起こしちゃいけないし。ここは初心者マークの特権（?）で、しょうがないと自分を許して、自分のペースの運転に徹するしかないです。初心者マークが外れても運転に慣れない人は、「どうせ自分は運転が下手だ!」と開き直って、お年寄りになったつもりでスピードを出さずに安全運転を心がける。

後ろの人に嫌がられるのを恐れて急ぐより、安全を優先して嫌がられた方がいいのは自明の理です。自分の命のために、嫌がられる勇気と迷惑をかける勇気を持ちましょう。

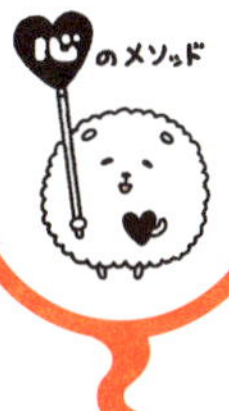

気持ちを強めることでむしろ安全に

最悪の状態を想像してみる

不安症がひどいと最悪の未来を想像してしまいますよね。運転という慎重さが問われる場面では、不安症マインドをむしろ降臨させましょう。交通事故など良からぬことを想像して、否が応にも安全運転を図らせるのです。焦り解消より命の安全を確保しましょう。

第4章

プライベートでの緊張

美容院、喫茶店、
冠婚葬祭などのイベント……。
見知らぬ人への対応は
いったいどれが正解？

体のメソッド

56 スマホで自撮りをするときに、緊張で顔が引きつってしまう

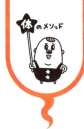

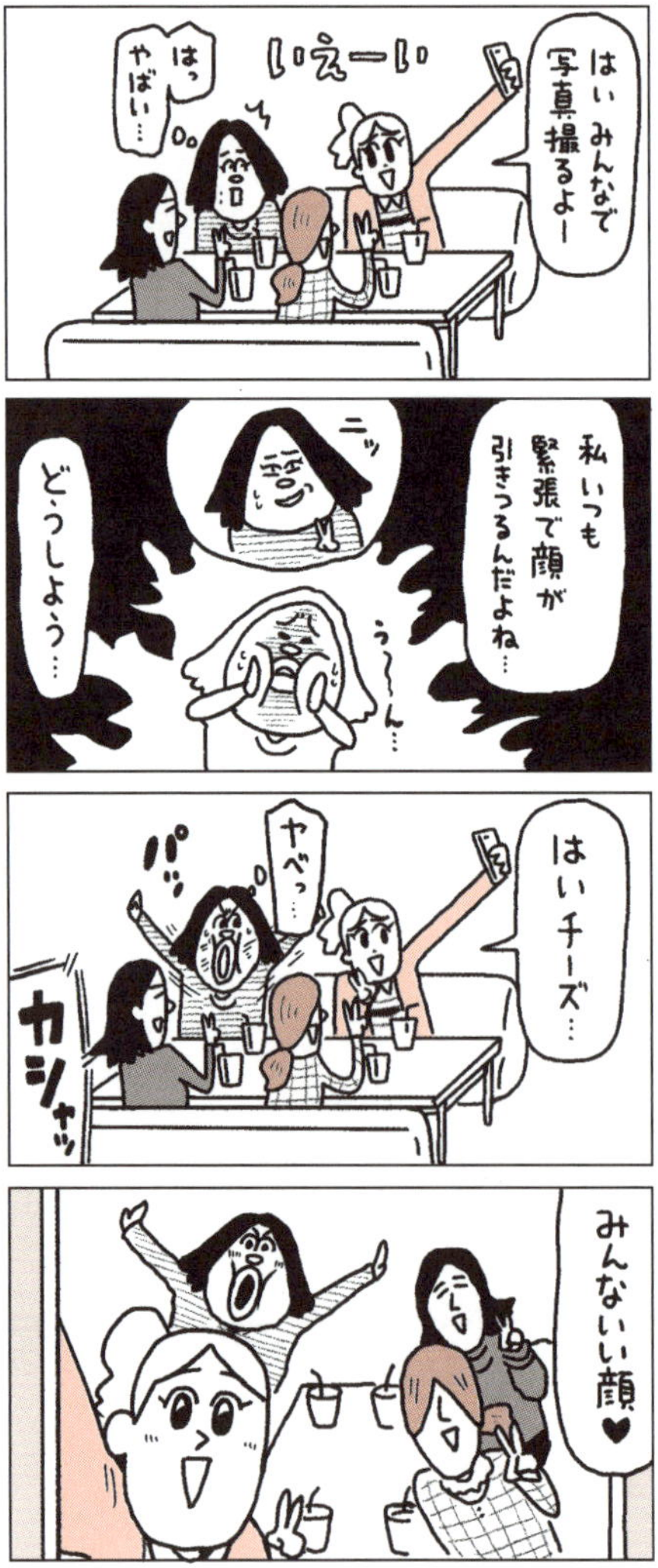
はい みんなで写真撮るよー
いえーい
はっ やばい…
私いつも緊張で顔が引きつるんだよね…
ニッ
うーん…
どうしよう…
はい チーズ…
ヤベっ…
パッ
カシャッ
みんないい顔♥

「2割加工」の顔づくりを意識する

写真を撮るときに、どんな顔をすればいいのかと焦りますよね。ニコッと笑ってみるか、あるいはキリッとしてみるか。

そもそも人は緊張したときに、顔面が硬直するようにできています。そのとき、表情を無理やり変えようとすることは、顔に正反対の力を入れるため、エネルギーが拮抗《きっこう》して、引きつりを生みます。そして表情を変えようとすればするほど、反作用でさらに引きつりを強化してしまいます。だから、まずは微笑むくらいの「2割加工」を意識した顔づくりを心がけて、無理してまで表情を変えないようにしてみましょう。完璧を目指した「10割加工」はやめましょうね。ほどほどが一番です。

顔の硬直を解きほぐす

あいうべ体操

福岡県福岡市のみらいクリニックの今井一彰《かずあき》氏が考案。もともとは口呼吸を鼻呼吸にするためのものですが、表情筋の緊張を解き、腹側《ふくそく》を活性化させると共に、呼吸改善で交感神経も鎮めます。

方法

① 大きな口を開けながら「あ～」と言う（1秒）
② 思い切り横に口を広げ「い～」と言う（1秒）
③ 唇を尖《とが》らせながら「う～」と言う（1秒）
④ アゴ方向に舌を伸ばしながら「べ～」と言う（1秒）

57 知らない人も多い結婚式の挨拶に選ばれてとても緊張する

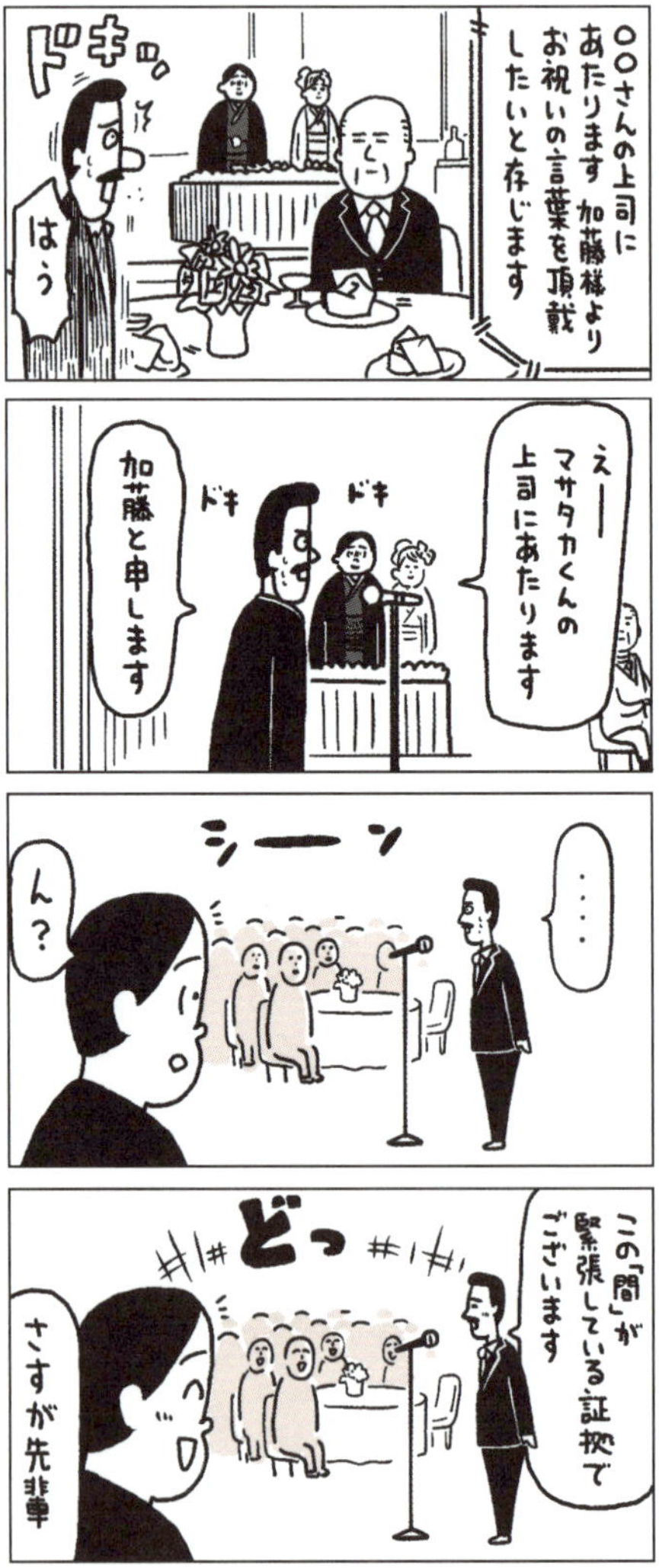
○○さんの上司にあたります 加藤様よりお祝いの言葉を頂戴したいと存じます
ドキッ
はう
えーマサタカくんの上司にあたります
ドキ
ドキ
加藤と申します
シーーン
・・・・・
ん？
どっ
この「間」が緊張している証拠でございます
さすが先輩

心のメソッド

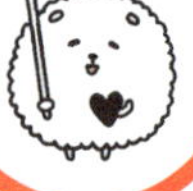

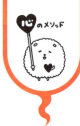

意識を自分から外に向け、つながり感を育もう

最大の緊張ミッションである結婚式イベント。緊張がMAXになり、体内に凄《すさ》まじいほどのエネルギーが行き場を失ってあふれかえります。それを外に放出するために手足の震えや、発汗、赤面などが起こります。

これらを鎮めるためには、腹側《ふくそく》、人とのつながりの回復が重要で、まず意識の向け方を変えること。緊張が強いと意識を自分に向けがちですが、そこは一旦棚上げして、新郎新婦を見つめます。そして、心を込めて祝福をしましょう。次に、可能なら緊張していることを話しましょう。弱さの自己開示は聞き手に優しさをもたらします。それらがつながり感を生み、緊張を少しずつ鎮めていくでしょう。

自分から相手へ意識の向きを変える

ベクトルチェンジ

緊張しているときは、「相手から自分」に向いた視線のベクトルに圧倒されています。そのベクトルを「自分から相手」に向け直すイメージ法です。挨拶の開始前にやるとより効果的です。

方法

① 自分への視線の矢印が目の前にあるというイメージをつくる
② そのイメージ上の矢印を聴衆側に向ける
③ 矢印をどんどん大きくして聴衆全体を包むようにする

58 シーンとした喫茶店にて、店員さんへの「すみません」の声が出ない

体のメソッド

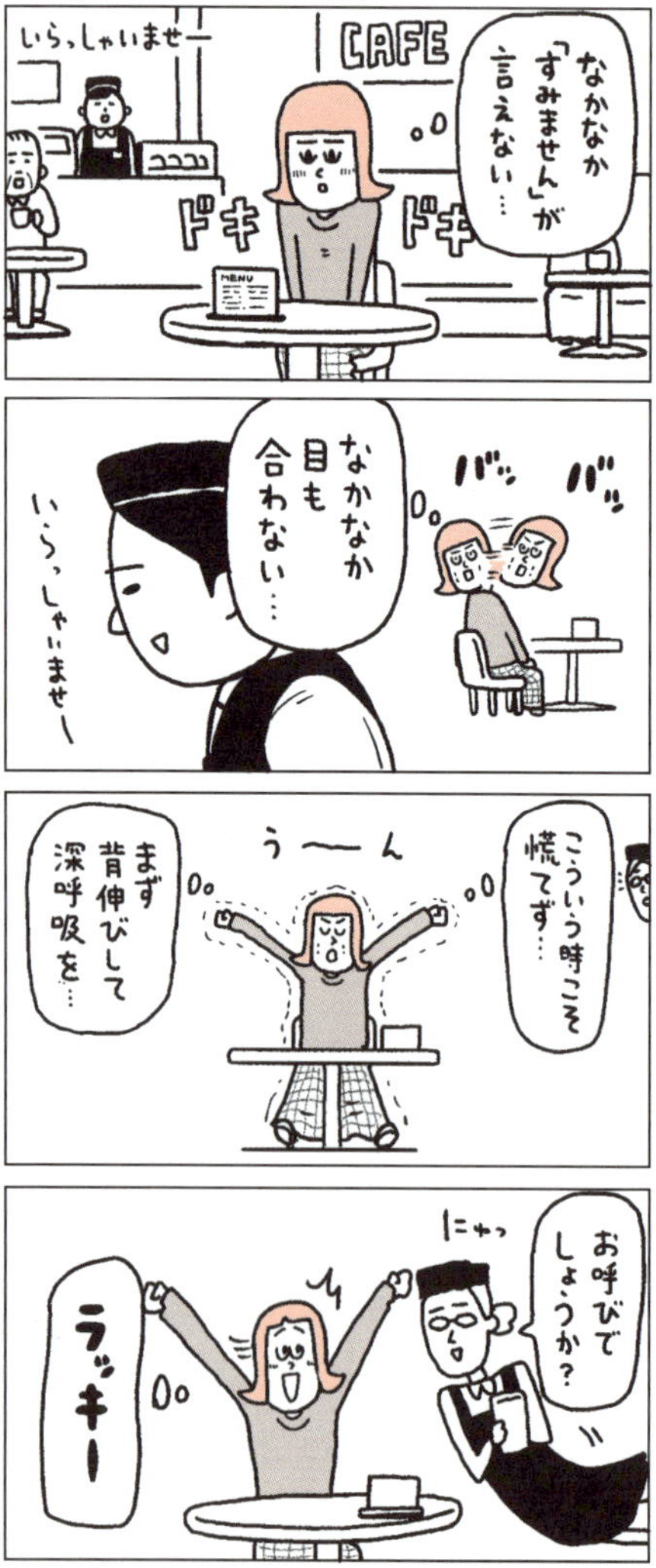

いらっしゃいませー
CAFE
なかなか「すみません」が言えない…
ドキ ドキ
MENU
なかなか目も合わない…
バッ バッ
いらっしゃいませ〜
こういう時こそ慌てず…
うーーん
まず背伸びして深呼吸を…
お呼びでしょうか？
にゃっ
ラッキー

なんくるないさ〜の精神でのんびりと

シーンとした状況で声を発することは、緊張しやすい人にとって勇気のいることです。言おうとして思わずためらってしまったり、タイミングを見逃したり、あたふたと焦ります。

そもそも意思疎通の手段は何だっていいのです。言葉がダメならジェスチャーでもいい、アイコンタクトでもいいんです。通じればいいのですから言葉以外の選択肢を持ちましょう。

そして、この状況は焦りという感情が付き物ですが、焦りは時間が間に合わない際の感情です。鎮めるためには、早くしようとしなくていいので、なんくるないさ〜(何とかなるさ)の精神でのんびり構えましょう。

一度外界を遮断し安心の世界へ

パーミング

パーミングとは目と心の疲れを癒すヨガのポーズのことです。刺激の多くは目(視界)から最も入ってくるので、目の神経系をゆるめると、脳が素早く鎮まっていきます。落ち着いてから注文しましょう。

方法

① 両手を擦り合わせ温める
② 手を少しくぼませるようにして、それぞれの目を覆う
③ 温かさと暗闇を感じながら、10秒ほど深呼吸する

59 コミュニケーション能力が高そうな美容師さんとの会話が弾まない

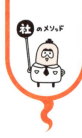

社のメソッド

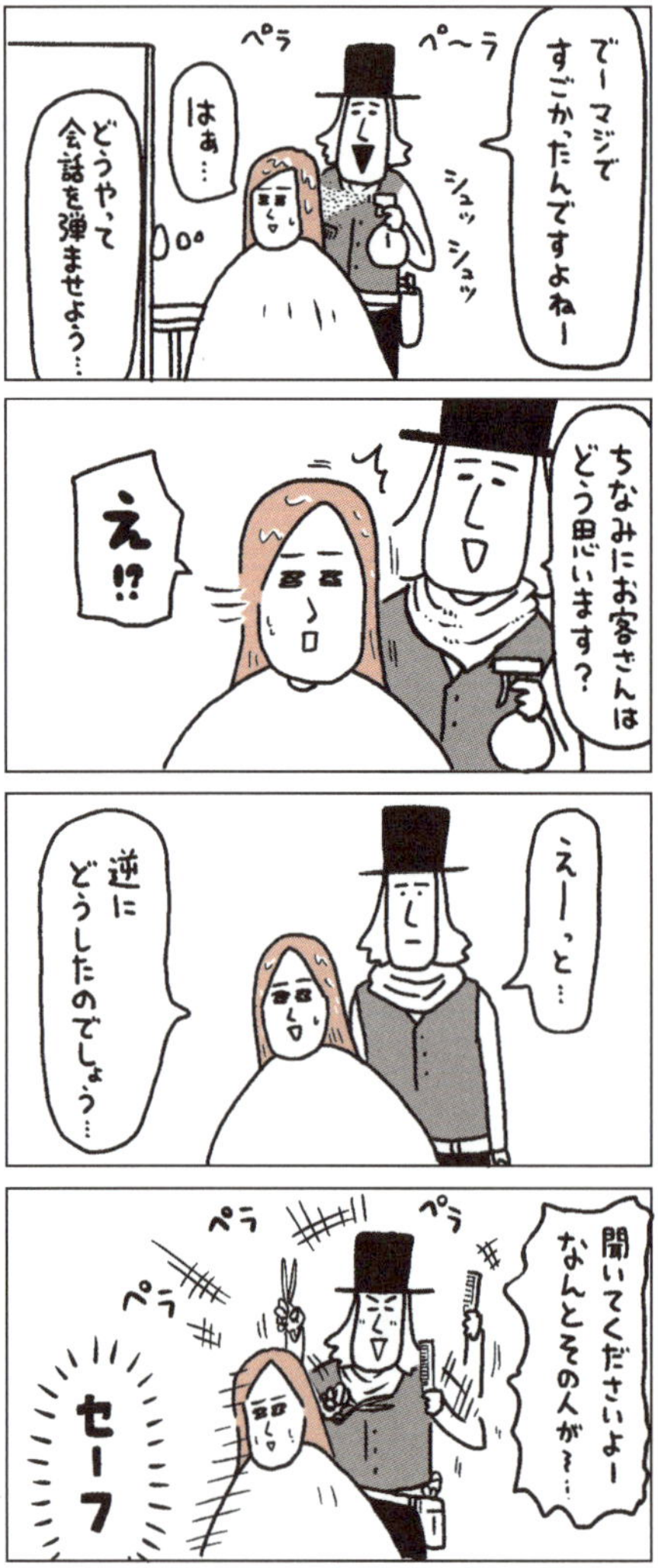
でーマジですごかったんですよねー
ペ〜ラ
ペラ
シュッ
シュッ
はぁ…
どうやって会話を弾ませよう…
ちなみにお客さんはどう思います？
え!?
えーっと…
逆にどうしたのでしょう…
聞いてくださいよーなんとその人が〜…
ペラ
ペラ
ペラ
セーフ

良い聴き役になろう

本来、会話が弾まないのは客である自分よりも美容師側の問題なので、無理に弾ませようとしなくてもいいはずですが、おそらく大変気まずくなるのでしょう。

そういった心境のときには、会話を広げるためにオープンクエスチョンの手法を使うこと。イエス・ノーで答えられる質問ではなく、ＨＯＷ（どんなふうに、どのように？）で質問をする。例えば「どう思います？」「どうすればいいんでしょうね？」などです。ＨＯＷ質問の一例として、美容師の専門性について聞いてみると、喜んでたくさん話してくれるかもしれません。コミュニケーションが苦手な方が会話を弾ませるための一つの発想は、良い聞き役になることです。

あらゆる場面で使える人間関係の極意

共感的傾聴（気持ち・感情を「聴く」）

人が聴いてほしいのは、実は出来事ではなく、そこに附随する「気持ち（感情）」です。起こったことへの当時の気持ちを聴き、「それは不安でしたね」「嬉しかったのですね」と共感することで、相手は「私のことを理解してくれた」と感じます。世界的ベストセラー『人を動かす』（D・カーネギー／創元社）には、「成功するためには、人の話を聴くことが最も大切」と書かれています。流暢《りゅうちょう》に話すのは難しくても、聴くスキルは練習すれば誰にでも身につけることが可能です。

60

趣味のスポーツの試合で、自分が何も貢献できなかったらと不安

心のメソッド

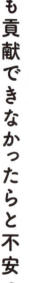

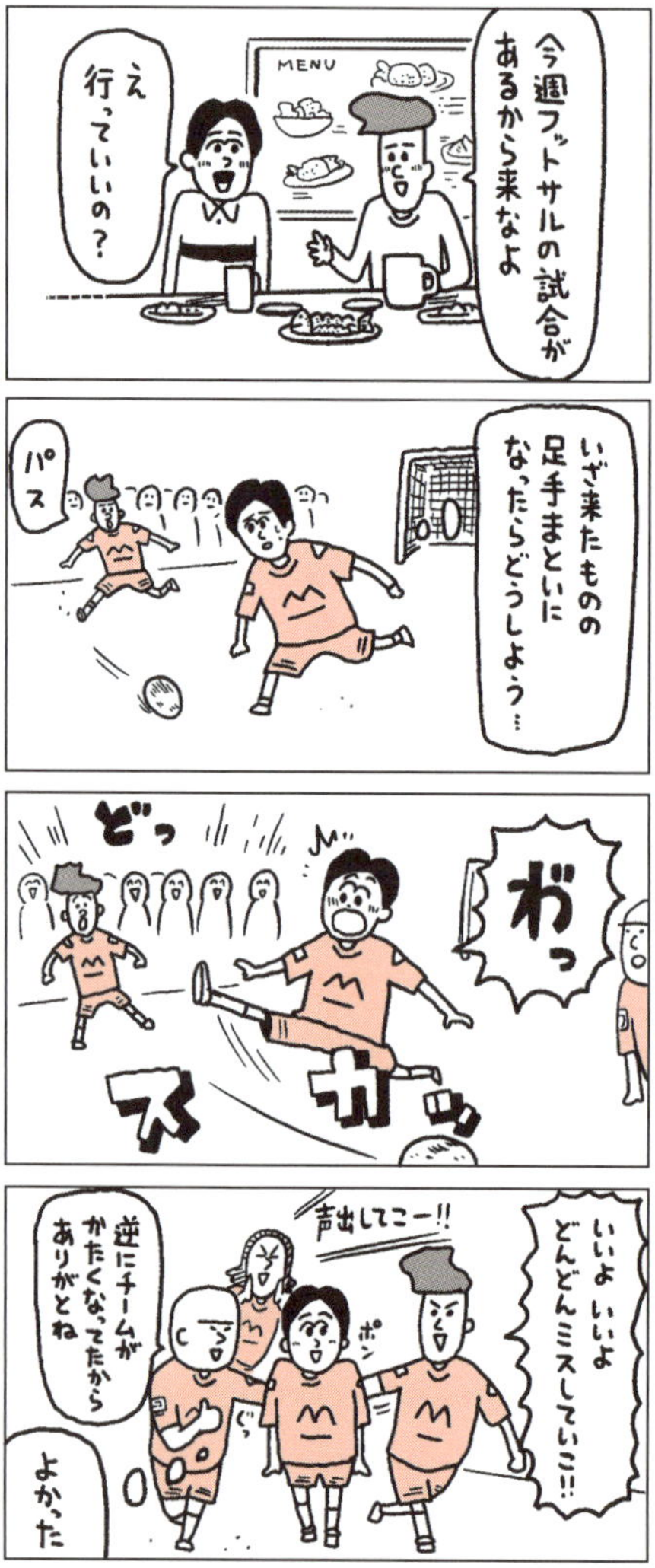
MENU
今週フットサルの試合があるから来なよ
え 行っていいの？
いざ来たものの足手まといになったらどうしよう…
パス
どっ
がっ
スカッ
いいよ いいよ どんどんミスしていこ!!
声出してこー!!
ポン
逆にチームがかたくなってたからありがとね
ぐっ
よかった

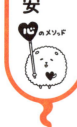

イキイキワクワク倍増計画

すべての人がこういう状況で不安になるとは限りません。自分が楽しめればいいという人もいれば、みんなでワイワイするのが楽しいという人もいるし、そもそも貢献しようとすら思っていない人もいるでしょう。

このシーンでいえば、そう感じる背景には、自分が貢献できなかったら認めてもらえない、あるいはグループに所属できないといった心理が隠れているかもしれません。趣味の原点に返って、純粋に「楽しむ」に変えてみてはいかがでしょうか。どうしたら自分もみんなも楽しくなるのか、遊びの心を取り戻しましょう。一言でいえば、「イキイキワクワク倍増計画」です。あなたが楽しむことこそが、みんなへの貢献です。

スポーツ選手も実践している方法

心を落ち着かせる「ルーティン」

元野球選手のイチローさんは打席に立つときに、決まった行動を取っていました。これは意識を試合からルーティンへと向けることで、心の状態を日常に近づかせ、緊張やプレッシャーを落ち着けているのです。「髪を触る」「ラケットをクルッと回す」といった、普段から繰り返している簡単な動作をルーティン化するのがコツです。試験前に鉛筆を回すなど、どんな場面にも応用できます。

61 子どもの送り迎えでママ友・パパ友と顔を合わせるのが苦痛

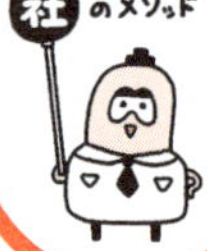

最低限の関係を維持することを目標にしよう

まずここでは社会常識を取っ払ってください。「ママ友やパパ友と仲良くしなきゃ」なんて決まりはどこにもありません。雑談が苦手な人が雑談を必死にしようとすることほど苦痛なものはありません。だから、それが苦手な人は無理に話すのを止めましょう。自然に言葉が出ればそれでいいし、相手が話してくれればそれでもいい。笑顔で挨拶するというのも同様で、苦手な人には笑顔でなくてもいい。つまりは接点と交流を最小限にするのです。社会的関係が壊れないよう最低限の関係を維持することを目標にして、自分の心理的ハードルを下げましょう。

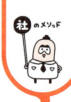

ひそかに使いたいメソッド

キャラクター認定

苦手な人の特徴を捉えて、一度キャラクター化して想像し、名前をつけてみましょう。その人に会う前に、そのキャラを思い出して心の中で笑ってください。相手への過度な緊張が解けるので、自然な対応ができるようになり、人と接しやすくなりますよ。

62 大人になった現在でも、歯の治療を受けるとき、緊張してパニックになる

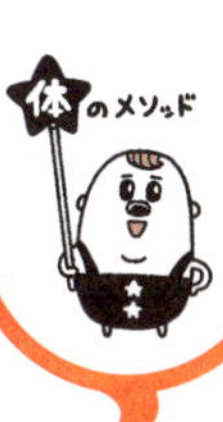

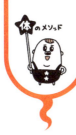

総力戦で挑め

しばしば幼少期に体を押さえつけられた体験や医療トラウマによって、身動きできない状況に置かれると恐怖感に襲われる方がいます。それが過度の場合は、体の中に溜まったエネルギーを解放するトラウマへのカウンセリングが有効です。

歯科医院で治療を受ける際は、今ここの現実に留まることと感情への共感が大切です。具体的には、心の中で「これはフラッシュバックだ」と自分に言い聞かせ、「怖いよね、そうだよね」と感情に共感する。手足をゆっくりグーパーして、吐く息を長くする。p.29の「両側性タッピング」も有効です。要はメソッドの総力戦です。安全のカケラを寄せ集めましょう。

治療の途中で腹側《ふくそく》の刺激

緊張緩和のための「うがい」

喉や顎や頬など、口腔《こうくう》周辺には腹側迷走神経が走っています。声を出しながらうがいをしたり、口に水を含んでブクブクと大げさに刺激してみると、リラックス効果が得られます。さらに帰宅後のうがいも実は気持ちの切り替えに役に立っているのです。

63

人前に立ったことがないのにPTAの役員に選ばれて、司会をするのが耐えられない

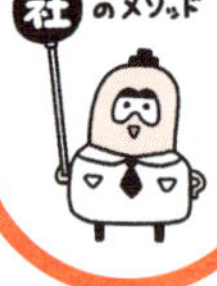

「助けて」の一言が大切。援助希求力を身につけよう

これは洒落《しゃれ》にならない恐怖ですね。カウンセリングをしているママさんからよく伺いますが、本当に大変なことと思います。

誰にも言えずにひとりで悩みを抱える人がいます。そこには、「助けて」を言えない援助希求力のなさがありますが、その背景には、人は信頼できない、自己解決しなければならない、弱みを見せられないなど、人それぞれの心理的な要因があります。

弱みを見せて助けを求めることは、弱さではなく自らを救う能力です。役員の仲間に自分の心情を話しましょう。子どもの頃に身につけるべきだった能力を今からでも育んでいきましょう。

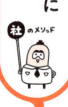

スキンシップこそ最強のつながり

誰かに手を握ってもらう

司会からの挨拶が始まる前に、もし仲の良い人がいるなら、手を握ってもらいましょう。肌が触れ合うことが一番安心につながります。その際、両手で包み込むように握ってもらうと、温かさと人とのつながりが深く感じられます。

64

普段から緊張しすぎて肩こりと腰痛がひどくなり、鍼《はり》や整体通いがやめられない

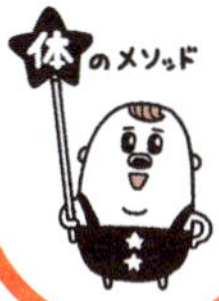

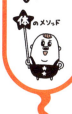

体をゆるめる取り組みを日常生活に取り入れよう

緊張が強くなると体に力が入って体を固めるので、過度の負荷をかけてしまいます。だから鍼や整体に行って体をゆるめることはとても大切。しかし、日常生活に戻れば体もまた元に戻ってしまうという方も多いと思います。

体をゆるめることで心の緊張もゆるみますが、それを定着させるのに大切なのは、体をゆるめる取り組みを生活に取り入れていくこと。本書でも紹介しているような各種の体のメソッドを寝る前のルーティンにする。さらに「どんなときにホッとするか？　ラクになるか？」を過去から検索し、取り入れていきましょう。

太極拳の準備運動！緊張緩和から気分転換・体調改善まで使える

スワイショウ

方法

① 足を並行にして肩幅に開き、腕を体の横に添える
② 両腕を胸の高さまでまっすぐ上げ、重力にまかせて後ろに振る
③ そのまま1～3分程度、前後に振り続ける

65

娘が将来結婚したときに、新郎新婦の親として挨拶するのが今から怖くて仕方がない

先取り不安より、今の人生の質を高めていこう

「未来への先取り不安」ですね。しかも先取りしすぎ。不安は暇なときや心が満たされていないときに忍び寄り、心を埋め尽くしていきます。するといたたまれなくなって不安を消そうとしますが、不安は未来への感情のため消えることはありません。

こういったときは不安や恐怖など、感情そのものに注目しないことがコツです。今現在の生活を充実させていくことに意識を向けましょう。好きなこと、心が喜ぶこと、誰かのために貢献すること、ワクワクすることなど、人生の質を高めていけば、自然と不安は遠のいていきます。

ノートがいつしかお守りに変わる

思い出と感謝ノートをつける

子どもとの思い出と感謝の気持ちを、年代を追ってノートに書いていきましょう。子どもが結婚するまでの安心の蓄積となります。そしてノートそのものが自分の安定剤となり、いざ子どもが結婚するとき、書いてきたことが挨拶の内容にもなります。

66 久しぶりに子どもが帰省してくるものの、緊張するので正直帰ってきてほしくない

心のメソッド

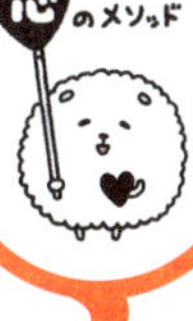

愛の課題を仕事の課題にして対応しよう

よりによって家族にこんな風に感じてしまうのは、とても残念なことですが、どうしようもないことです。p.60でも少し触れましたが、アドラー心理学では人間には、仕事・交友・愛の三つの課題があり、愛の課題が一番困難だといわれます。

このケースはまさに愛の課題であり、子どもとの親密さが実現できないもどかしさがあります。それなら、これを仕事の課題にレベルを下げ、最低限の家族機能を維持することを目標にする。つまり、挨拶や報連相など自分に負担のない程度のコミュニケーションに留めることを自分に許してあげましょう。そして余裕があれば、お子さんの幸せを祈ってあげてください。

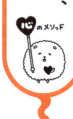

不安を抱える自分のまま過ごす

ネガティブ・ケイパビリティ

答えの出ないネガティブな状態をそのまま許容する能力や態度のこと。子どもが苦手であることを解決しようとせず、「ああ、苦手なんだな」とただ眺め、受け入れていきましょう。自分を責めたり追い込んだりせずにいると、結果として緊張から解放されていきます。

67 突然、街中でばったり知り合いに会ったとき、テンパってしまう

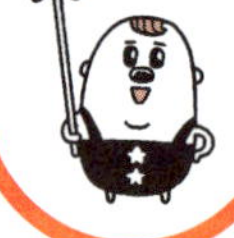

リアクションを大きくして、興奮を興奮で鎮めよう

この背景は人によりけりですが、例えばモロー反射＊と呼ばれる原始反射が残存している人は、突然のことに弱いともいわれています。または他者への警戒感が強かったり、他者との境界線が明確でない人も、このシーンでテンパりやすいです。

このとき、体は瞬間的に過覚醒になり、鎮静化するのには時間がかかります。落ち着くためには、逆にその状態に見合った自分になることが効果的です。「うわ！　びっくりした〜」「ドキッとした」と大きな声を上げてみたり、大げさな身振り手振りをつけてみたりしましょう。興奮は興奮で鎮めるのです。

＊モロー反射は、乳児期に見られる原始反射の一つで、外部刺激に驚いたときに手を広げて抱きつく反射を言う。

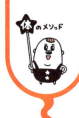

逃げられず蓄積した足のエネルギーを発散する

気を下げる垂直ジャンプ

方法

① 太ももを意識して、両足をそろえ垂直ジャンプ
② 頭に上った血（気）が降りていくイメージ
③ 息が少し上がる程度までやったら終了

68

キャッシュコーナーで、自分の後ろに人が並んでいるとやけに焦って緊張してしまう

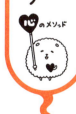

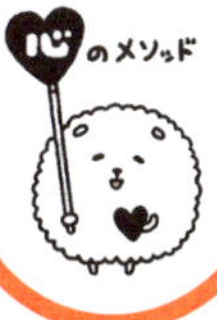

一つ一つの動作に一意専心せよ

このとき後ろに並んでいる人たちや内なる自分から、「早くしろ」とプレッシャーをかけられているような感覚に襲われます。他者の無言の威圧に、焦って手が震えてしまうかもしれません。

まず呼吸を整えるために「ため息」をつきましょう。吐く息をゆっくりと長く、良質なため息をして少し肩の力を抜いてみます。次に、一つ一つの動作をコマ送りを意識して丁寧に行います。財布から出す、しまう、すべての動きに一意専心する。人は今ここに集中しているとき、雑念が紛れ込みづらくなるのです。

妄想の暴走を止める言葉

「それって本当？」自問法

プレッシャーのほとんどが不安からつくられた過度の妄想思考です。プレッシャーを感じるたびに「それって本当？」と、プレッシャーの上から、言葉をかぶせ続けてみましょう。暴走してしまいがちな思考を抑え、客観視できる自分に変わっていきます。

69 三人でお茶していて、一人が用事で抜けた後の間にうろたえる

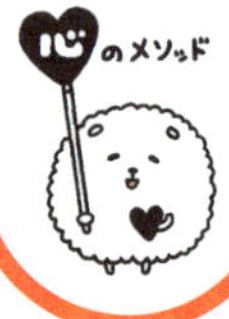

二人ならではの間とテンポをつくろう

一人抜けることによって三人で話していた空気が急に変わります。取り残された二人の間に流れる一瞬の静寂。気まずさに耐えかね、間を埋めるための言葉を発すると、かえって会話がぎこちなくなります。

三人のときと同じテンションを維持することは諦めましょう。それをやると無理が生じ、苦しくなります。二人には二人の空気があります。最初はさざ波が立つでしょうが、水面に石を投げたときと同じように自然に波は静まっていきます。仕切り直して二人ならではの間とテンポをつくっていきましょう。

自分だけが責任を感じなくてもいいのです

「相手に任す」責任転嫁法

うろたえるのは、「私がなんとかせねば！」と自分が勝手に責任とプレッシャーを背負ったから。状況はお互い様なのですから、一旦「相手に任す」という言葉を自分にかけて、責任を下ろしてみます。そのうち相手が話し始めたものに乗っかればいいのです。

70 家から外に出るだけで緊張がひどく、家に帰ってくるや疲弊して寝込む

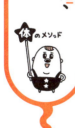

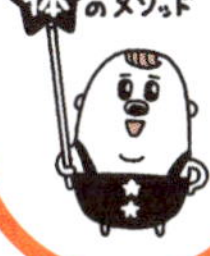

体の周りにエアカプセルをつくろう

これはＨＳＰ＊や対人恐怖症の方に多く見られます。背景には、自律神経や免疫系が緊急時モードで常態化していることがあります。例えるなら、普通の人がエネルギーを1消費することを5〜10消費するため、激しく疲弊します。背側《はいそく》が優位になり、エネルギーが枯渇して生きているようなものです。

根本的には、ソマティック（身体的）な施術やカウンセリングが有効ですが、まずはメンタルケアの基本、睡眠と休息が大切です。そして、体の周りがエアカプセルで覆われたイメージをつくって出かける。自分の安全空間を確保することが大切です。

＊Highly Sensitive Personの頭文字をとった略語で、いわゆる刺激に対して繊細な方を指す。精神科の診断名ではない。

超手軽な緊張やわらぎメソッド

胸とお腹のタッチケア

両手のひらをそれぞれ胸とお腹に当てて、その温かい感覚をただ味わうだけです。触れ合っているところにただ集中しましょう。その感覚に浸ると次第に心が落ち着いていきます。そのまま眠りにつけるとなおいいです。ひとりで休息する背側《はいそく》をゆるやかに育てます。

71 雑談しているときに間が空くのが怖くて、しゃべりたくもないのにしゃべり続けてしまう

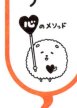

心のメソッド

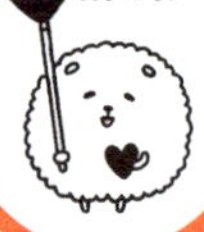

「沈黙の腹《ふく》側《そく》レッスン」で間に慣れていこう

間が空くと、その空気感に得体の知れない緊張を感じ、止むことなくしゃべり続けてしまう。会話の「間」恐怖とでもいいましょうか。

ここで必要なことは、沈黙に対する耐性を高めることです。間が空くのは決して恐怖とは限らず、むしろ親しい関係ほど間が空くものです。だから相手を恐怖の対象から安心の対象に変えるために、相手にも間を預けて、他者信頼の腹側レッスンで慣れていきましょう。今一緒にいる相手との空気感をそのまま漂わせ、何か思いついたタイミングで話すのがちょうどいいでしょう。

段階的に状況に“慣れる”方法

系統的脱感作法

方法

① 短時間（1秒程度）だけ沈黙してみて、間を空けてみる
② わきあがった恐怖を、否定せずただ感じる
③ 次は2秒、5秒…と増やす。他の人がしゃべるまで待てればゴール

72 大きな音や声がするとビクッとして、ドキドキがなかなか治まらない

「誰かと一緒にいる」という最強の腹《ふく》側《そく》を使おう

これは、p.135で述べたHSPやトラウマなどによって体が強く反応してしまう人に起こることで、人によって程度が違います。反応が強い人は、交感神経が急激に活性化し、一説では鎮静化するのに8〜12分かかるともいわれています。この状態に必要なのは絶対的な安静化です。静かで暖かく、落ち着ける場で、ゆっくりと心臓が鎮まるのを待ちましょう。このような危険時に大切なことは、誰か信頼できる人が側に居てくれることです。隣に座ってもらったり、手を握ってもらったり。人の温もりは最強の腹側です。一人のときは自分の手で心臓を温めてあげましょう。

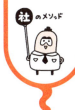

誰かを想うと自分に優しくなる

安心できる人の写真と目を合わせる

一緒にいて安心できる人を思い出してください。その人の写真をスマホでお気に入り登録しましょう。緊張や興奮が鎮まらないときは、その人の優しい顔を思い出してください。緊張したら写真を見るという習慣をつくりましょう。目は自律神経の要です。

73

人と関わるのがつらくて、ひきこもりのような生活を送っている

人とのコンタクトは生きるために不可欠な栄養

「人と関わらない」ということは、自らの安全を求める行動かもしれませんが、そうして手に入れた安全の中にいると、もっと生きづらくなります。なぜなら、そこにあるのは人として最も恐れるべき「孤立・孤独」だからです。人が生きるためには、食べ物や酸素だけでなく、ほかの人とのコンタクトも不可欠です。だから、ひきこもるほどに心が枯渇していきます。潤いを取り戻すには他者との関係を回復させるしかありません。たったひとりでいい、自分のことを話せる誰か、相談できる誰かとつながりましょう。そこからしか始まりません。

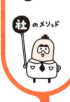

人はわかってもらえると安心する

共通の悩みグループに所属する

緊張症の人向けの森田療法の会や、オンラインでも様々な自助会が開催されています。ぜひそういった会に参加してみてください。同じ境遇の人たちと悩みをシェアすることで、否定せず受け入れてもらえたと、安心・安全を感じることができます。

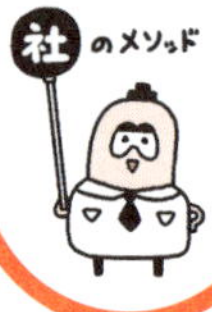

74

理想の自分を演じすぎてそこから降りられず、見せかけと本当の自分のギャップに怯《おび》える

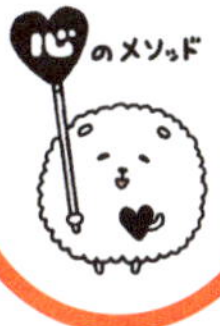

弱さを認めた自分が自分史上最強の自分

他者に良く思われようと背伸びした自分で生きることは、大なり小なり誰しもにあることです。しかし、行きすぎるとそこから降りられなくなります。それは自分でない自分を生きる茨《いばら》の道です。ラクになるためには、演じてきた生き方から生身の自分に戻っていく必要があります。だから本音を話しましょう。私はイヤだ、めんどくさい、私は臆病だ。人は本音で生きているとき、たとえそれが弱い自分、醜い自分であろうとも心に芯ができます。これを「自己一致」といいます。それは同時に覚悟と責任が求められるため、多くの場合尻ごみします。しかし、それができたそのとき、自分史上最強の自分になるでしょう。

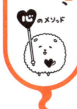

手放し、受け入れ、降参…

ギブアップの言葉を多く持つ

抵抗するのではなく、降参することで受け入れに変わり、緊張はおさまっていきます。何かがあるたびに「もう無理」「仕方ない」という言葉たちで白旗をあげましょう。普段から一生懸命なあなたには多少のギブアップが必要なのです。

3 感情の話

「恐れ」を認め、許し、表現する

感情に良し悪しはない

「感情」はとても大切なもので、常に私たちと共にあります。にもかかわらず、学校では感情について教えてくれることはありませんし、多くの人が感情の扱い方を勘違いしているのが現状です。

例えば、「怒り」や「不安」といった感情は悪いものとされ、できる限りそれらを感じないようにし、いつもポジティブでいなければならないと思っている人も多いかもしれません。しかし実は、感情に良し悪しはありません。**感情は私たちを生かし、そして、動かすエネルギー**であり、ポジティブな感情もネガティブな感情も、それぞれ異なる役割や方向性を持っているだけなのです。

ネガティブな感情は、私たちを危険から「守る」ためにあります。例えば、怒りがなければ、高圧的な上司に「NO!」と言うこともできず、困難な状況に立ち向かうことも難しいでしょう。「嫌だ」という感情も、もともとは毒のある食べ物や、不衛生な環境を避けるための感情であり、私たちを守る重要な役割を果たしています。このような感情を無視すると、自らをより危険な状況にさらすことになるでしょう。

一方、ポジティブな感情は「ひろげる」ための感情です。「嬉しい」「楽しい」という感情は、自分の能力や可能性を広げ、周囲とのつながりを築くことができます。これもまた、社会での安心感や安全を得るための役割であり、結果的には自分を守るためのものといえるでしょう。

ネガティブな感情を受け入れていく

そんな様々な感情と共に生きる人間にとって、**緊張というものは「恐れ」の感情として分類されます**。「恐れ」は、もともとは動物が襲われた際に「逃げる」ためのもので、危険から全力で走って逃げることができれば、エネルギーは消費されていきます。もし逃げられないときは、エネルギーは「戦う」ために使われます。まさに窮鼠猫《きゅうそねこ》を噛《か》むという状況です。逃げることも戦うこともできなければ、「死んだふり（固める）」をしてやりすごすのです。これは、緊張しているときの心理状態と同じであることがわかると思います。

現代社会では、嫌なことや怖いことから全力で逃げることは現実的には難しいため、人間は「考える」ことに逃げ込みます。しかし、考えすぎることで、悪い想像が膨らみ、結果として過度な緊張や不安につながってしまいます。ネガティブな感情は、緊急事態へと対処するための強い感情です。そのため**否定したり抑え込もうとすればするほど、かえってその感情は強まってしまいます**。さらに、抑圧された感情は心や体に深く残り、後々に大きな影響を及ぼすこともあります（トラウマなど）。

だからこそ、**恐れや不安、そしてそこから派生した緊張といった感情を嫌わないようにしてほしい**のです。これらの感情は、常にあなたを守ろうと一生懸命に働いてくれています。もし緊張や不安を感じたときは、胸や額に手を当てて「守ってくれてありがとう」と、その感情を受け入れてあげてください。すると自然と、「わかってもらえた！」と安心し、徐々に気持ちがやわらいでいきます。

感情と上手に付き合えるようになると、適度な緊張や不安があなたの心強い味方となり、前向きに進む力を与えてくれるでしょう。

感情は抗《あらが》ったり考えたりすると大きくなる
感じるままにすれば落ち着いていく

健康的な感情の流れ

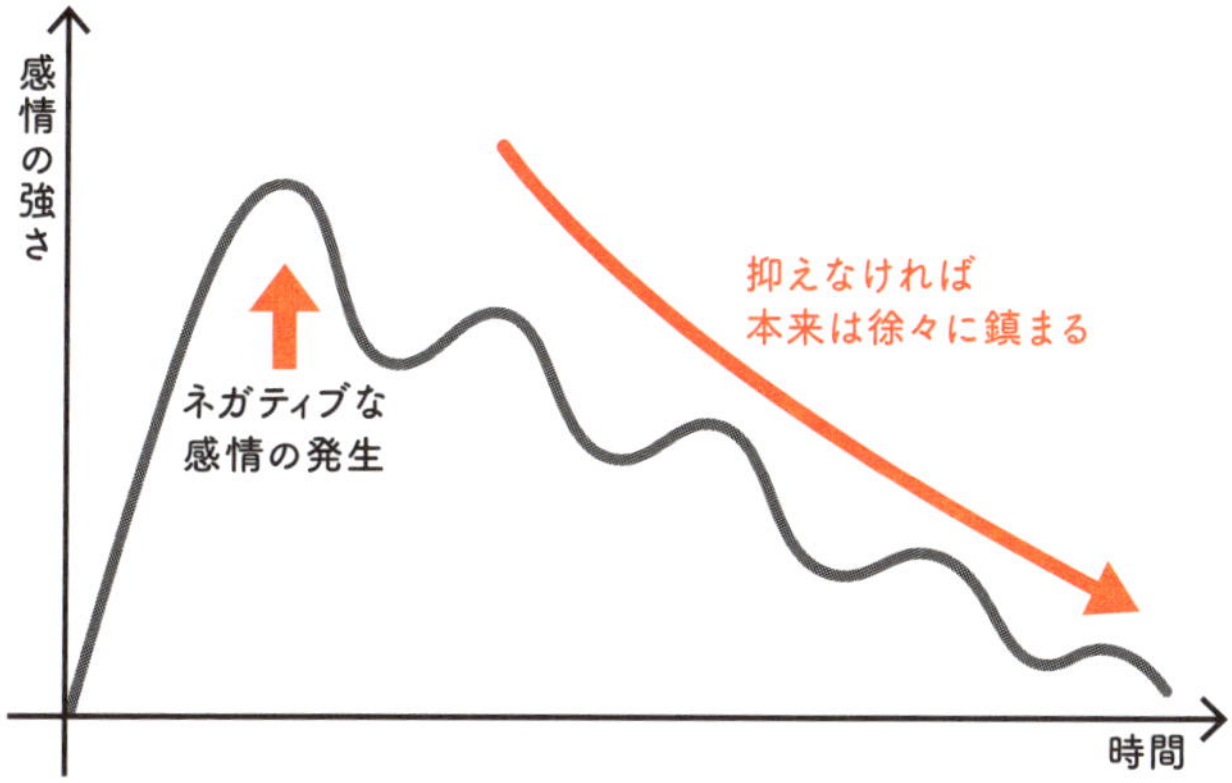

不健康な感情の流れ

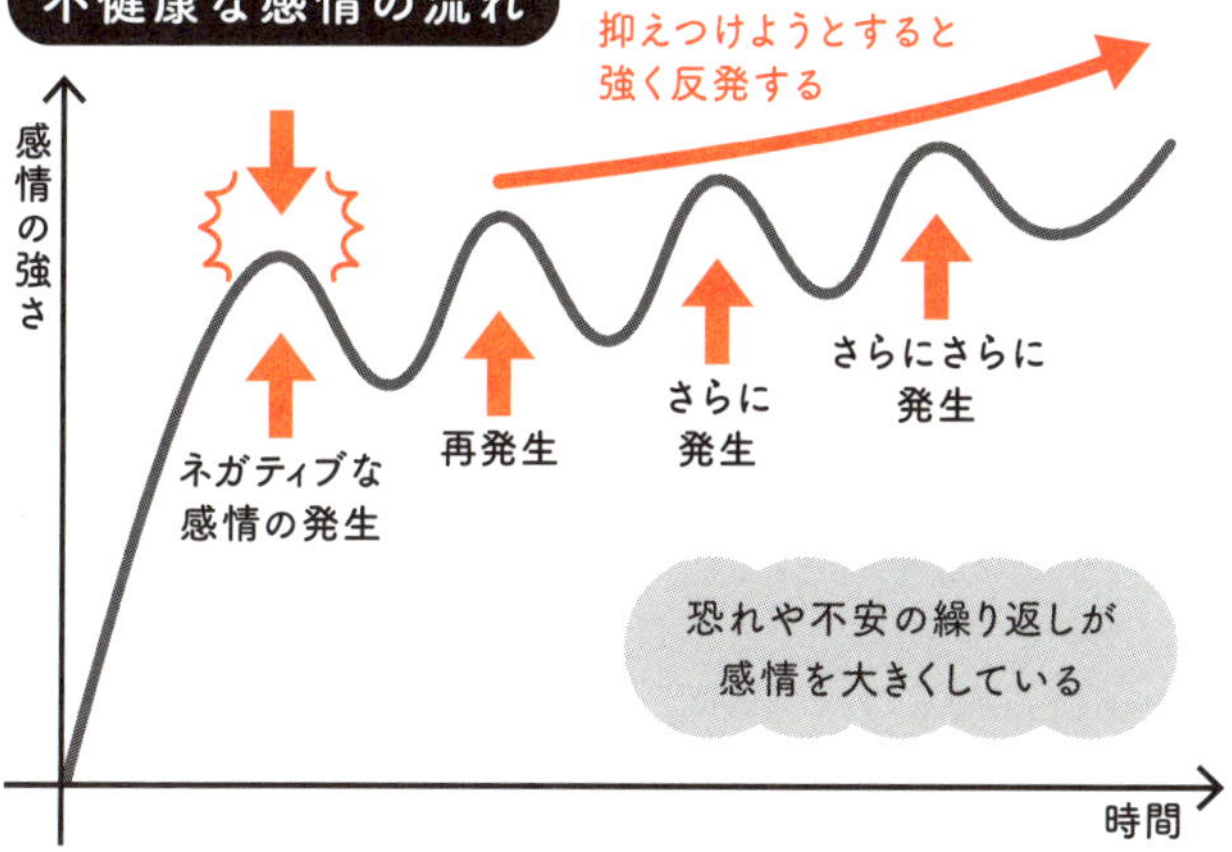

参考書籍：『マインドフルネス瞑想マスター講座』緑想舎　※資料より。著者改変

第5章

みんなの緊張克服エピソード

カウンセリングや
コミュニティ参加によって
極度の緊張を克服した
エピソード6選を紹介。

みんなの緊張克服エピソード

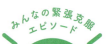

75 僕を支えた2500日の感謝

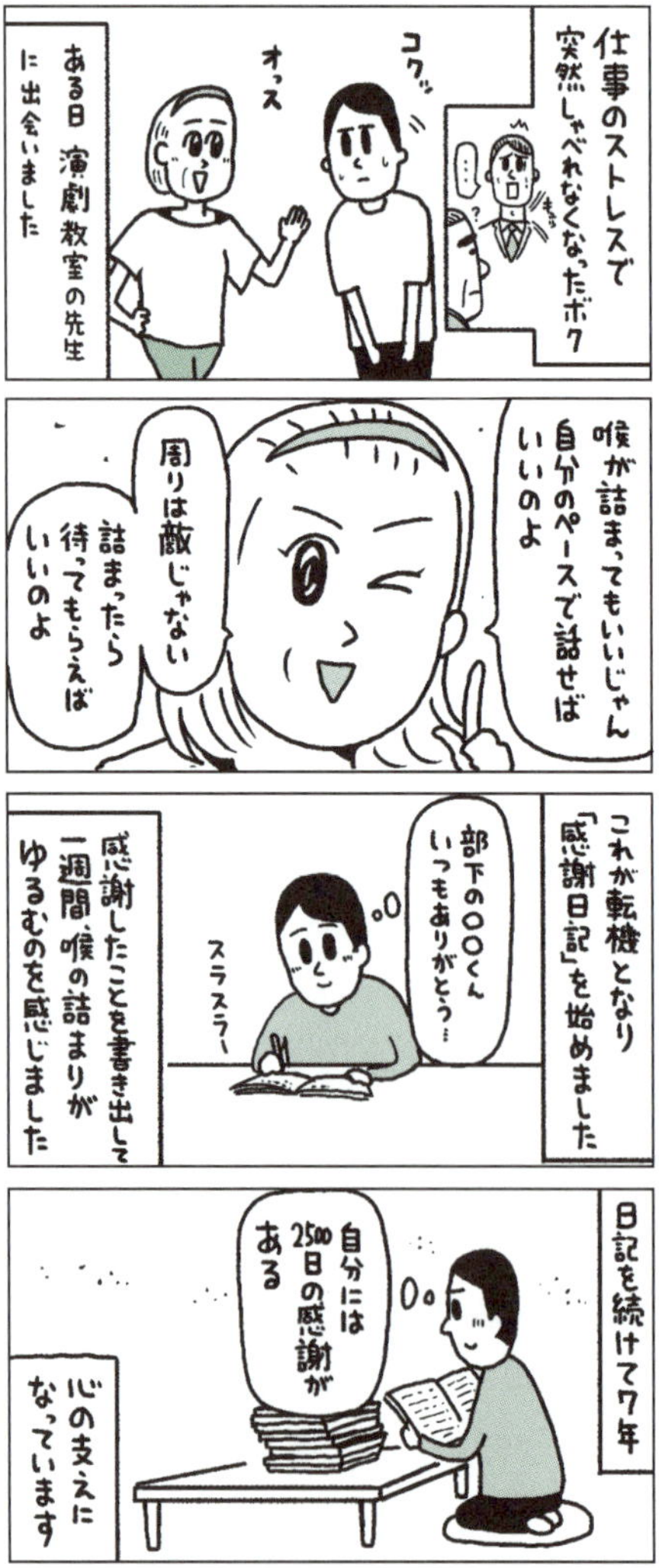
仕事のストレスで突然しゃべれなくなったボク
コクッ
オッス
ある日 演劇教室の先生に出会いました
喉が詰まってもいいじゃん自分のペースで話せばいいのよ
周りは敵じゃない
詰まったら待ってもらえばいいのよ
これが転機となり「感謝日記」を始めました
部下の○○くんいつもありがとう…
スラスラ〜
感謝したことを書き出して一週間 喉の詰まりがゆるむのを感じました
日記を続けて7年
自分には2500日の感謝がある
心の支えになっています

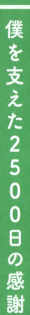

名前
T・Tさん
年齢
47歳
性別
男性
職業
システムエンジニア

昔から多少緊張しやすい性格でしたが、普通に人前で話すことはできていました。しかし、15年前、仕事のストレスがピークだったとき、突然、「しゃべれなくなる」という経験をしました。

ある日、いつもは私がよく話すお客様との会議で、今日は後輩に任せようと思った日があったんです。ですが、途中でふと自分が発言しようとしたときに、急に喉がギュッと詰まり、気を失うのではないかというレベルの混乱状態になりました。それ以来「また息苦しくなってしゃべれなくなったらどうしよう……」という不安と緊張の日々が始まりました。

緊張克服のために様々なものを試しました。呼吸法を学んだり、病院で薬をもらったり、話し方講座や演劇教室などへ行きました。しかし、テクニックをいくら試しても、逆に焦ってしまって状況が悪化してしまうことが多かったですね。症状が出ているときはあらゆる方法が無力でした。

そんな中、演劇教室の先生の言葉が僕の転機となりました。「力を抜いて話し、調子が悪くなったら当たり前のように一旦間を取って冷静になること」「みんな、あなたの話を聞くために時間を取ってくれているのだから、自分のペースで話せば良い」。これまでは話をする前になんとかこの緊張を止めなければと思っていましたが、話をし始めてからでもコントロールができるんだ、ということに初めて気がつきました。それからは息が詰まったら待ってもらえばいいと考えられるようになりました。

そんな頃、知人に「感謝日記」を紹介してもらいました。子どもの頃に日記を書くのが好きだったことを思い出し、さっそくノートを買ってきました。毎日、朝と夜に分けて、家族や仲間、自分を取り巻く環境などに感謝したことを書き出します。不思議なもので始めて、一週間で息苦しくなる頻度が減りました。周りへの感謝が感じられるようになったら、喉を詰めて過剰に防衛する必要がなくなったのだと思います。

当時は、息が止まって死ぬんじゃないかという恐怖を感じていましたが、自分はいい意味で「鈍感になれた」のだと思います。以前は緊張や喉の詰まりに対して過敏に意識が向いていて、ちょっとした不調でさらに緊張が増すという悪循環になっていた気がします。それが周りへの感謝に目がいくようになったことで気にならなくなりました。

さらにその後、慢性上咽頭炎《まんせいじょういんとうえん》が見つかり、それが喉の不快感の原因の一つだとわかりました。病院で治療を受けた結果、物理的にも症状が改善され、さらにしゃべりやすくなっています。

今でも普通の人でも感じる程度の緊張はありますが、以前悩んでいたような症状は起こりません。逆に仕事ではもうちょっと緊張があった方が良いかもね、ぐらいに思っています（笑）。

日記は楽しくて、なんと七年も続いています。ちょっと緊張したり心がザワつくことがあったときでも、「自分には2500日の感謝がある」と、心の支えとなっています。緊張を経験したおかげで、自分はたくさんの幸せに気づけるようになったなと感じています。こんな一般人の私が、こうやって自分の体験を本に載せてもらえるなんて。これも緊張に感謝ですね（笑）。

克服ポイント

- **話をし始めてからでも緊張はコントロールができる、という気づき**
- **感謝日記による周りに支えられているという安心感の育成**
- **要因の一つである喉の病気も改善**

みんなの緊張克服エピソード

76

3分しかもたない! ウルトラマンだった私

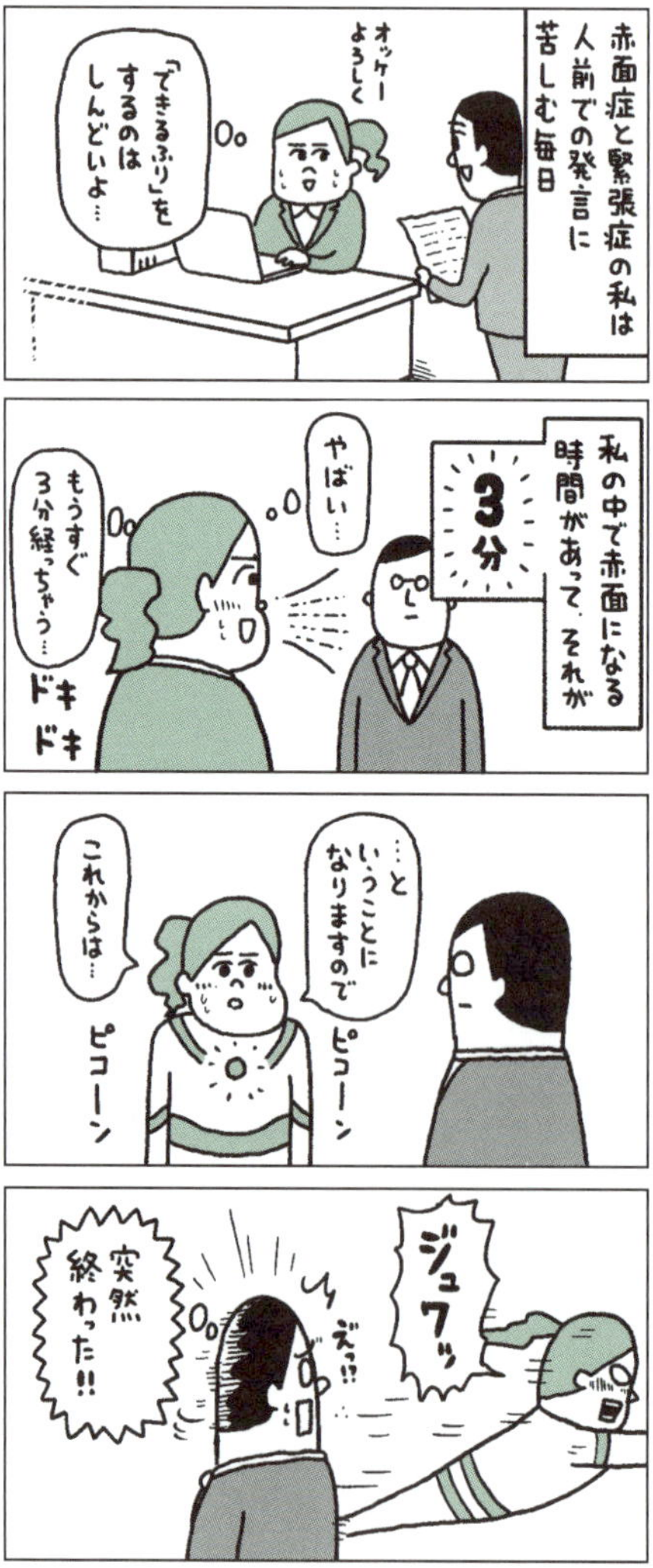

赤面症と緊張症の私は人前での発言に苦しむ毎日
オッケー よろしく
「できるふり」をするのはしんどいよ…
私の中で赤面になる時間があって、それが
3分
やばい…
もうすぐ3分経っちゃう…
ドキドキ
…ということになりますので
ピコーン
これからは…
ピコーン
ジュワッ
えっ!?
突然終わった!!

名前
T・Tさん
年齢
54歳
性別
女性
職業
主婦

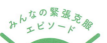

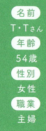

赤面症と緊張症との長い戦いは、4歳か5歳の頃に始まりました。大人に道を尋ねられたときに顔が真っ赤になり、母から「そんなことで赤くなるなんて」と言われたのがきっかけです。それから小学校の音読の時間に急にドキドキして、静けさの中、自分の震える声だけが聞こえるという体験をしました。もともとはやんちゃな性格だったはずなのですが、それ以来、人前に立つことが怖くなり、劣等感と共にその緊張と戦ってきました。

大人になっても変わらず、人前での発言や仕事でのやり取りに苦しみました。できるふりをし続けるのは、とにかくしんどかったです。でもなぜか「自分がやらなきゃ」「克服しなきゃ」という強迫観念に駆られ、クラス委員や仕事のリーダー役を引き受けてしまうんですね。

緊張のスイッチが入る瞬間が事前にわかるので「それまでに全部伝えなきゃ」とどうしても早口になってしまう。3分以内に話さないとウルトラマンのカラータイマーのごとく赤面が点滅し始め、バレないよう急いで話して、話し終わったらウルトラマンの去り際のジュワッ！のように「じゃっ！」と去っていく。周りからは冷たい人や変な人だと思われていたんじゃないかな。

そんな私が見つけた唯一の逃げ道は夜の仕事。暗闇の中、お酒が入れば赤面は問題にならないし、お客さんと話すのも楽しかった。でも、同僚との関係はうまくいかず、何をやっても根本的な部分で解決できない自分に苛立《いらだ》ちました。

結婚して子どもが生まれると、また新たな試練が訪れました。ママの集まりで役員を押しつけられ、人前での発言が避けられない状況になり、緊張症が悪化。買い物も人に会わないように夜に行い、昼間は電柱に隠れるような生活に。コロナで家に閉じこもれたのは、正直ありがたかったです。

私が変わり始めたのは、一年前に参加した、この本の著者のひとりである佐藤先生のオンラインコミュニティからです。最初は顔も声も出せず、聞くだけの参加。このまま消えちゃおうかなと思っていましたが、あるとき一行の文を音読できたとき、「あれ？　読めるじゃん」とちょっと自信が芽生えました。

そこから講座にも積極的に出席しました。少しずつ自分の想いを言葉にすることができるようになり、「わかるよ」と仲間が共感してくれた瞬間、初めて心が解けていくのを感じました。「つらかったんだね」と言ってもらえたとき、自分の殻が崩れ始めたのです。

緊張症はまだ少し残っています。でも、今ではそれは「私を守ってくれている見守り隊」だと思えるようになりました。以前ほど嫌なものではなく、むしろありがとう、とすら思っています。ウルトラマンだった私が、実は逆に見守られていたとは(笑)。

最近、電車にも10年ぶりに乗ることができました。50人の前でのスピーチもできるようになり、「緊張してます。聞こえづらかったらごめんなさいね」と素直に言える自分がいます。

電柱の影に隠れていた私が、一年でこんなに変われたなんて奇跡のようです。今ならあの頃の自分に「大丈夫、できるよ」って、笑いながら伝えてあげたいです。

克服ポイント

- 「できるふり」をやめた
- 緊張は敵ではなく、「見守り隊」という気づき
- 仲間とのつながりと共感の言葉

みんなの緊張克服エピソード

77

娘のためならサンドバッグになる！

名前
M・Tさん
年齢
58歳
性別
男性
職業
会社員

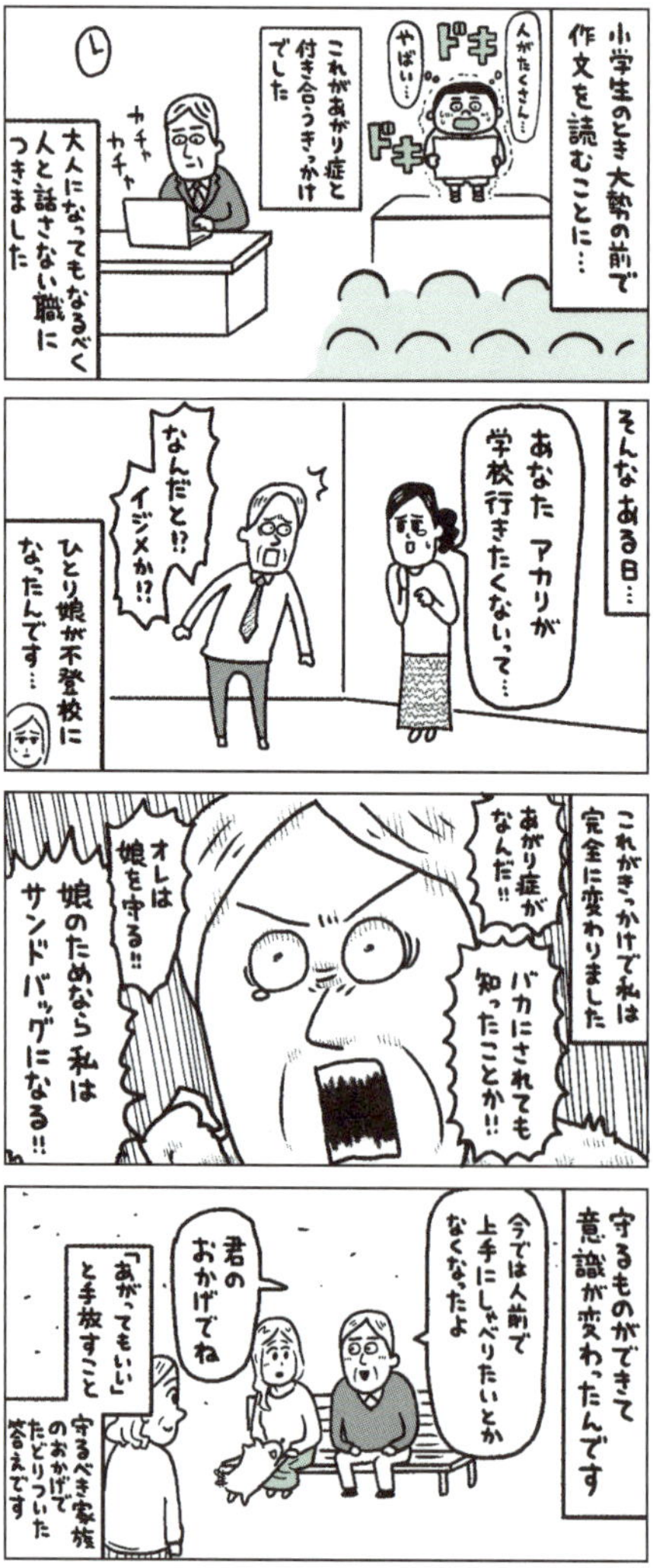

小学生のとき大勢の前で作文を読むことに…
人がたくさん…
ドキ
やばい…
ドキ
これがあがり症と付き合うきっかけでした
カチャ
カチャ
大人になってもなるべく人と話さない職につきました
そんなある日…
あなた アカリが学校行きたくないって…
なんだと!? イジメか!?
ひとり娘が不登校になったんです…
これがきっかけで私は完全に変わりました
あがり症がなんだ!!
バカにされても知ったことか!!
オレは娘を守る!!
娘のためなら私はサンドバッグになる!!
守るものができて意識が変わったんです
今では人前で上手にしゃべりたいとかなくなったよ
君のおかげでね
「あがってもいい」と手放すこと
守るべき家族のおかげでたどりついた答えです

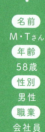

とにかく数え切れないほどの治療法を試してきました。自分ほどいろいろやってきた人はいないんじゃないかな。お金も時間もどれだけ使ったかわかりません。

最初は本を読み漁り、滑舌練習やら早口練習をしました。合宿形式のスピーチ教室があって、これも何回行ったかわからない。その後、通信制の話し方教室にも手を出しました。テキストと添削だけで、これ実際にどう役立つんだ？　と疑問に思いながらも藁《わら》をもつかむ思いで半年間続けました。メンタルや体のことでなく「話し方」の問題だと思っていたんです。

催眠療法も何種類かやりましたね。本当に糸にコインをつけて目の前でブラブラしたり、ベッドに寝かされて耳元で「軽くなる、軽くなる」と繰り返し聞かされる。でも先生の口臭が気になりすぎてやめました（笑）。さらに、視線恐怖を解消するためのＤＶＤも買いました。たくさんの人の目が画面に映し出されるのを見続けて、耐えられるように練習するんです。

結局、日常的に役に立ったものはなかったと思いますが、「完璧に文章を覚える」というやり方だけは使えました。でもそれだとプライベートは全く対応できないんですよね。

緊張症は小学生の頃に始まりました。小さな集会で作文を読むことになったんですが、会場に着くと１００人超えの大集団が待っていて、「これ、ヤバい！」と心臓がバクバク。そこから中学でも高校でも、緊張は僕の生活の一部になっていました。

社会人になってからは銀行へ就職したのですが、そこでもうまくいかずに30歳を前に退職。その後、人と関わらない職を転々としながら、ある日、知り合いに声をかけられ会社員へと再就職。そこでも地位が上がるたび人前で話す機会が増えていきました。

また対策を探し始めた頃、ＹｏｕＴｕｂｅで「あがってもいい！」と言っている佐藤先生の動画を見ました。この人は今までと違うことを言っている、でも言う通りかもしれないと思い、それからたくさんのことを学び、少しずつラクになって行きました。


そんな中、ひとり娘が不登校になったんです。「娘がイジメられている！　緊急事態だ！」と家族の問題が最優先になったとき、「あがり症なんかどうでもいい！　家族を守るために全力でサポートするんだ！」という気持ちになってから、緊張についての捉え方がガラッと変わりました。

緊張するとかしないとか、そんな次元じゃない。とにかく娘を守りたい！　緊張してしどろもどろになって周りから叩《たた》かれても知ったことか！　娘のためなら私はサンドバッグになる！　そう思ったときから、気がつけば会社でも淡々と仕事ができるようになっていました。

守るものができて意識が変わったんです。今までは、自分自身にベクトルが向きすぎていました。それが余計に自分を緊張させていたんですね。今では人前で上手にしゃべりたいとかは全くなくなって、予期不安やひとり反省会が驚くほど減りました。

思い返してみると、親から「不可能なことを可能に」「祈れば克服できる」と言われて育ってきました。だから克服しようとしすぎていたのだなと思います。その答えが「緊張してもいい！」と手放すことだったとは。人生ってそういうものなのかもしれませんね。

今、家族と穏やかに過ごせていることを幸せに思います。

克服ポイント

- 「緊張してもいい」という今までと反対の価値観を取り入れた
- 守るものの存在。意識のベクトルが娘へシフト
- 親の教えからの卒業

みんなの緊張克服エピソード

78 「緊張のスイッチを押す人」にいつも怯《おび》えていた

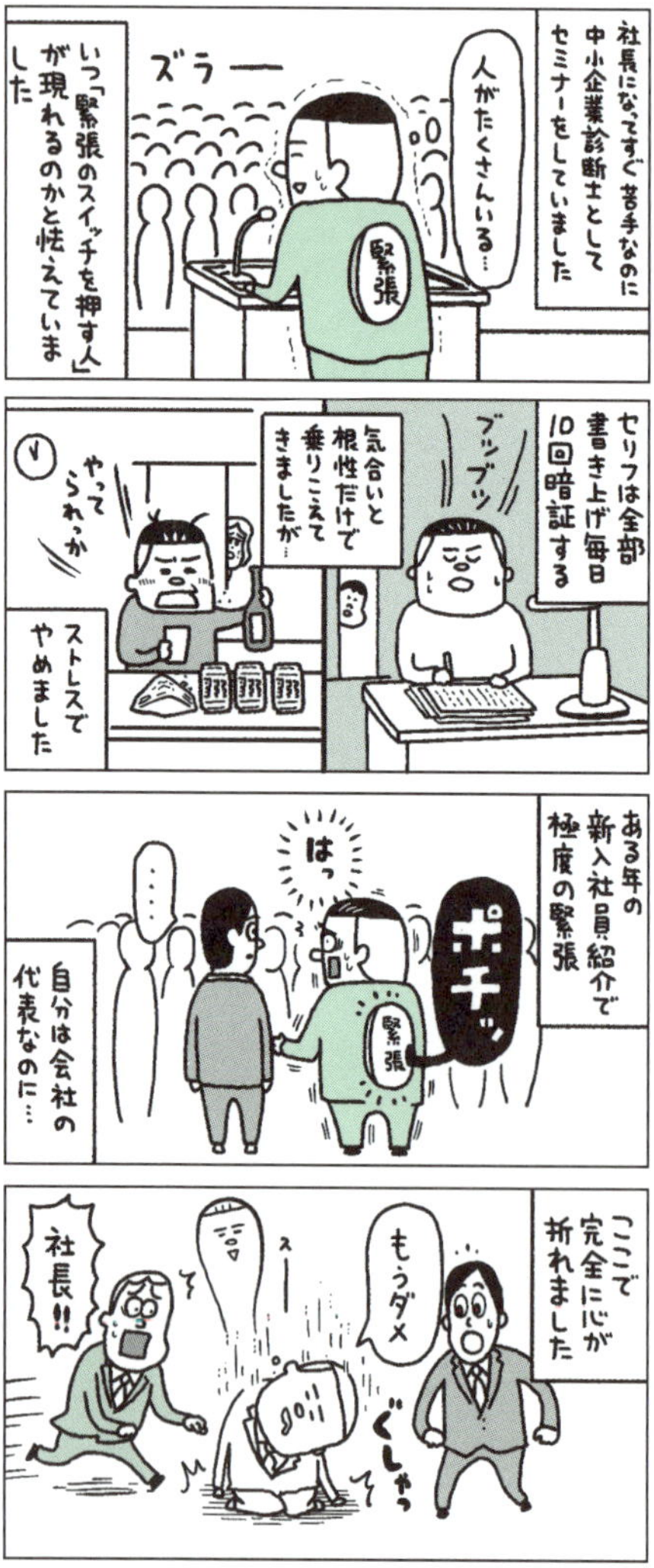
社長になってすぐ苦手なのに中小企業診断士としてセミナーをしていました
人がたくさんいる…
ズラーー
緊張
いつ「緊張のスイッチを押す人」が現れるのかと怯えていました
セリフは全部書き上げ毎日10回暗証する
ブツブツ
気合いと根性だけで乗りこえてきましたが…
やってられっか
ストレスでやめました
ある年の新入社員紹介で極度の緊張
ポチッ
はっ
……
緊張
自分は会社の代表なのに…
ここで完全に心が折れました
もうダメ
スー
ぐしゃっ
社長!!

名前
S・Kさん
年齢
57歳
性別
男性
職業
中小企業社長

もともとはサラリーマンをしていたのですが、15年ほど前に父の会社を引き継ぐことになりました。社長になったことで、苦手で避けてきた、人前で話す機会が増えていきました。思えば、小学生のときにはすでに緊張する子だったと思います。幼馴染みも両親も人前でしゃべるのが好きな性格で、そんな彼らへの憧れもありましたが、自分はあっち側の人間にはなれないなと漠然と感じていました。

社長になって最初の頃は、苦手なのになぜか中小企業診断士として多人数を前にセミナーを開催していました。まあとにかく必死でしたね。いつ「緊張のスイッチを押す人」が現れるのかといつも怯えていました。

セリフを全部書き上げて毎日10回ぐらい暗唱しました。幼い頃から空手をやっていたので「型」が大事だと思っていて、「練習さえすればなんとかなる！　努力と根性だ！」と信じて疑いませんでした。でも結局、お酒の量が増えるだけで、心が折れてやめました。

ある年に、ついにわが社も新卒の新入社員を迎えることになりました。出社初日に、晴れやかに全社員（といっても10名程度）の前で彼を紹介する場面があったんですが、そこで極度に緊張し、しゃべれなくなりました。自分はこの会社の代表なのに……と絶望し、膝から崩れ落ちる思いでした。

そこで「もう緊張する人生は嫌だ！」と強く思い、専門家に教えを請おうとネットで見つけた佐藤先生のオンラインサロンの門を叩《たた》きました。

実はサロンに参加した当初は、そこにいる人たちが同じ悩みを持っているとは全然思えませんでした。「自分ほどひどい人はいないよ……」と、周りが全員敵に見えていましたね。今思えばそれも、自分と向き合わないための逃げだったのだと思います。

みなさんが緊張しながらも自分の言葉で話す姿を見て、自分も本当の気持ちを言ってもいいんだと気づかされました。これまでは「自分をカッコよく見せたい、優秀そうに思ってほしい」と理想の自分を演じようとしていました。でも自分の本当の言葉で話さないと人には通じないし、人とのつながりも感じられない、だからいつまでも安心できず緊張するんだとわかりました。

あるとき、マインドフルネス瞑想《めいそう》＊を実践していたところ、サロンで教えてもらった「上がったものは下がる」という感覚がちょっとつかめた感じがしました。このあがり症をなんとかしようと無理に抗《あらが》うから、さらに緊張してしまう。緊張に意味をつけない、価値をつけない、ただ流していく。それがわかったら、今まで緊張したあとに、あれこれ考える反省会や事後失望がウソのようになくなり、自分でも驚きました。

とはいえスイッチを押す人はまだ現れることはあるのですが、情動の変化をそのまま眺めていたらパニックになるところまではいかなくなりました。あとはこの緊張を体へのアプローチでもう少し減らしていけたらと、コツコツ取り組んでいるところです。

今はあれだけ人を避けていた自分が、しばらく会っていない友人に会いに行きたいと思っています。「なんか雰囲気変わったよね」、そう気づいてくれたら嬉しいですね。

＊意識を呼吸などの現在の瞬間に集中させることで、心の静寂を得る練習。もともとは仏教の修行法だが、Ｇｏｏｇｌｅ社によって採用されたことで世界的に広まった。

克服ポイント

- **セリフを暗記ではなく、自分の言葉で話すことが大切**
- **「理想の自分」を手放す**
- **マインドフルネス瞑想でつかんだ「上がったものは下がる」感覚**

みんなの緊張克服エピソード

79

「ひとりじゃないよ」と伝えたい

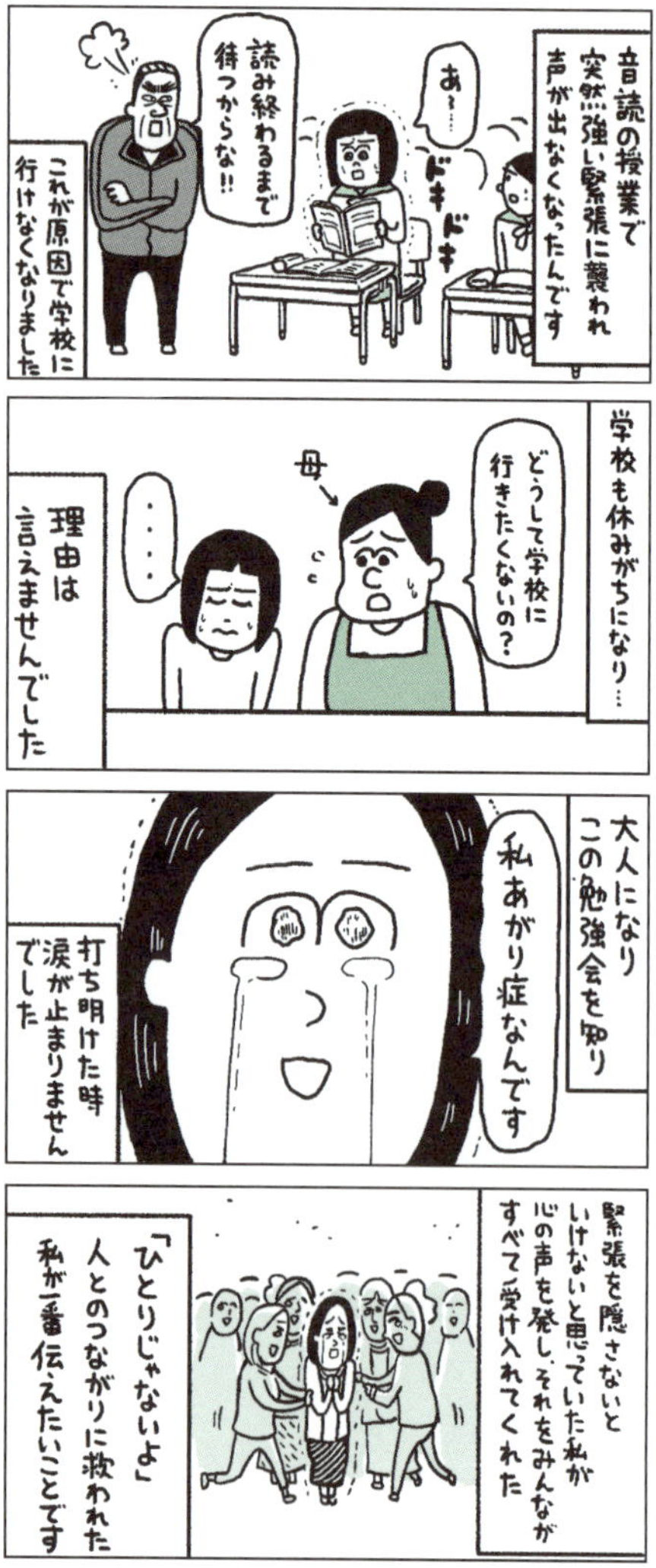
音読の授業で突然強い緊張に襲われ声が出なくなったんです
あ～……
ドキドキ
読み終わるまで待つからな!!
これが原因で学校に行けなくなりました
学校も休みがちになり…
どうして学校に行きたくないの?
母
……
理由は言えませんでした
大人になりこの勉強会を知り
私あがり症なんです
打ち明けた時涙が止まりませんでした
緊張を隠さないといけないと思っていた私が心の声を発し、それをみんながすべて受け入れてくれた
「ひとりじゃないよ」人とのつながりに救われた私が一番伝えたいことです

名前
A・Kさん
年齢
44歳
性別
女性
職業
主婦・販売業

私の人生が大きく変わったのは、中学2年生のとき。それまでは優等生で、人前に出るのも大好きでした。賞もたくさんもらい先生にもかわいがられ、親も私を誇りにしていてそれが嬉しかった。でも、ある日の古文の音読で突然強い緊張に襲われました。体も声も震えているのに、先生が厳しくてそのまま続行。終わって椅子にへたり込み、顔を上げることができないまま授業終了のチャイムを聞きました。その日をきっかけに、すべてが崩れ始めたんです。

人前が苦手になり、成績もガタ落ち。学校を休むことも増えて、コインランドリーに隠れたりしていました。「なぜ学校に行けないの?」と聞かれても、理由は言えません。

高校卒業後は、工場などで働いていましたが、自分は精神が弱く、度胸がないからこうなったのだと思い、それを克服しようと接客業を始めました。洋服の販売員、コンパニオン、ホステスなど……。でも、見た目はギャルっぽく明るくしているのに自己紹介で黙っちゃう。お店に入る前、駐車場に来た時点から緊張して、ハンドルの手汗がすごかったです。

市販の薬を飲んで多少良くなりましたが、その薬が販売されなくなって、「これはヤバい、なんとかしないと」と思いました。そんなときに『あがり症は治さなくていい』(旬報社)という本に出会います。自分は世界にひとりだけの異常者だと思っていたのに、書かれていた内容が私の経験と同じすぎて驚くと共に、希望が感じられたのを覚えています。

それから本にあった森田療法＊の勉強会に行きました。最初の挨拶で「私、あがり症なんです」と言っただけで号泣しました。受け入れてもらえて心の底からホッとしたんです。帰り道では「なんだったんだ、今までひとりで思い悩んでいた世界は⁉」と、街がキラキラ輝いて見えましたね。

家に帰って旦那にすぐこのことを伝えました。でも旦那は「へー」と薄い反応。私は、緊張はものすごく大変なことで、絶対バレないよう隠し続けなきゃと思ってきたけど、周りはそんな気にしていない⁉　それからどんどん自分のことを開示していけるようになりました。

ほかにも、体の内側の「温かさ」を感じることの大切さを知りました。スマホのトップ画面を子どもの写真にして、胸が温かくなる感覚をじ〜っくり感じます。これを教えてもらったときに、すごく大事だなと思って、普段から意識して過ごすようになりました。これまではずっと自分の中の、固くて冷たくて重くて嫌な感覚、そればかりを感じていました。だから「人とのつながり」を感じられずにずっと孤独だったんです。

今振り返ると、緊張症は「温かい自分に戻れ」というサインだったのかもしれません。中学まで天狗になって周りを見下したりもしていたので、「自分が愛の道からそれているよ」と神様が教えてくれていたのかなって思います。当時は神様を罵倒しまくっていましたけどね（笑）。

地獄のような日々から比べたら今は幸せすぎて、この気持ちを人に伝えたくて仕方なかった。私が人とのつながりに救われたから、これからはそんな場をつくりたい。あなたは「ひとりじゃないよ」って伝え続けていきたいと思っています。

＊精神科医・森田正馬が1919年に創始した、日本独自の精神療法。「あるがまま」を重要視し、不安や悩みを自然な感情として受け入れ、行動を続けることを教える。

克服ポイント

- 森田療法の会への参加と、周囲からの受け入れ体験
- 周囲への積極的な自己開示
- 「温かさ＝人とのつながり感」を自分の中で育て続けた

みんなの緊張克服エピソード

80 緊張で無理やりテンションを上げていた

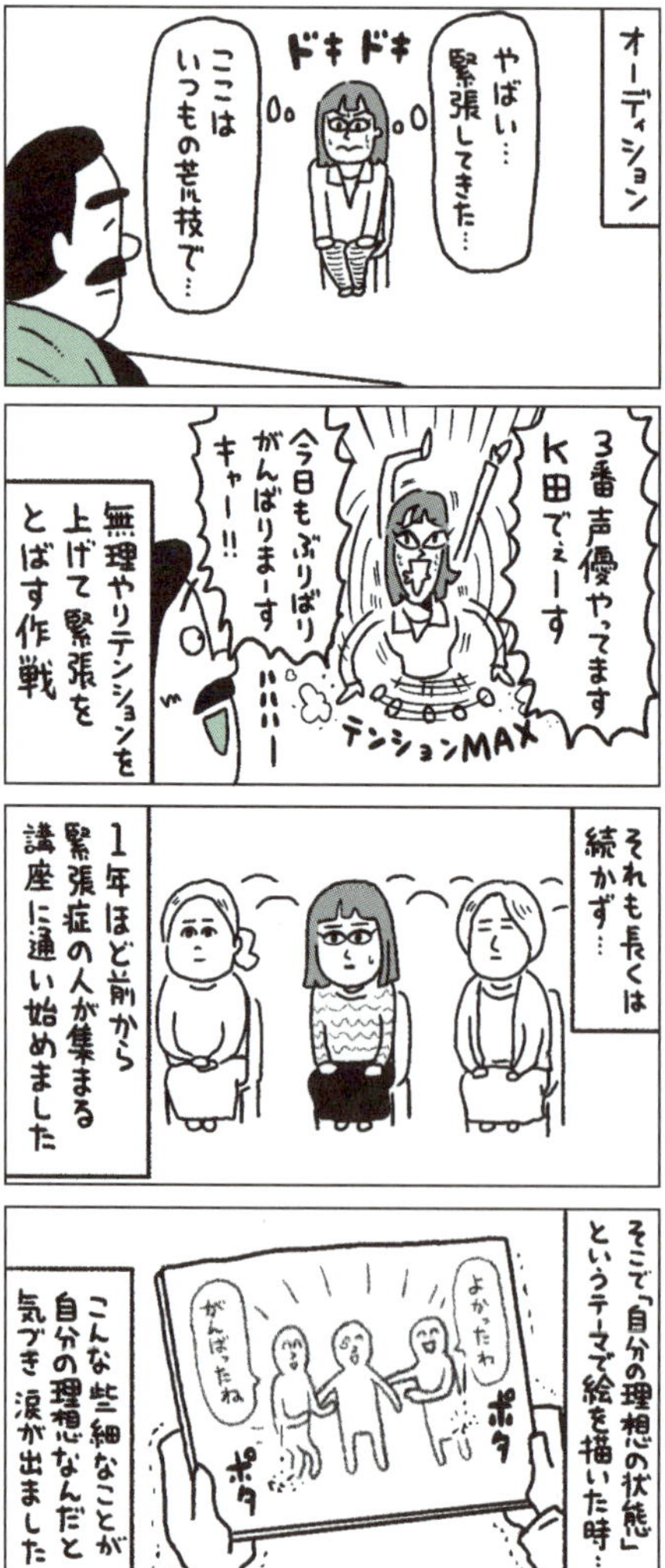
オーディション
やばい…緊張してきた…
ドキドキ
ここはいつもの荒技で…
3番声優やってますK田でぇーす
今日もぶりばりがんばりまーす
キャー!!
ハハハー
テンションMAX
無理やりテンションを上げて緊張をとばす作戦
それも長くは続かず…
1年ほど前から緊張症の人が集まる講座に通い始めました
そこで「自分の理想の状態」というテーマで絵を描いた時…
よかったわ
がんばったね
ポタ
ポタ
こんな些細なことが自分の理想なんだと気づき 涙が出ました

名前
Y・Kさん
年齢
50代
性別
女性
職業
ナレーター・声優

私はナレーターや声優の仕事をしていますが、実は長く緊張症で悩んできました。声を出すことが仕事なのに、声が出ず震えてしまうのです。

5年ほど会社員をしたあと、夢を追ってこの業界に入りました。運良く事務所には所属できたものの、周りは劇団出身のプロばかり。自分だけ技術も能力も足りず、とにかくついていくのに必死でした。

オーディションではひどく緊張し、その緊張で無理やりテンションを上げて話す、という荒技で乗り切っていました。そうすると緊張を超えた先に、いい意識状態になるときがあるんです。でもそうなれることは稀《まれ》で、無理を重ねることで神経が高ぶり、ますます緊張が体に刷り込まれていくのを感じました。

「うまくなれば緊張も治るはず」と、スキルを磨いていくも状況は変わらず、でも仕事は増えていく一方。緊張を抑圧しながらの仕事はひどく疲弊し、さらに無理して声を張ることでより状況が悪化。心はどんどん追い詰められていきました。

転機は50代手前で舞台に立ったときのことです。不思議と緊張せずに演じられ、自分でも驚きました。舞台では、まだ経験の浅い人たちも多く、自分の方が少しできると感じていたことで緊張がやわらいだのです。この経験を通じて、私は他人と比べすぎて、その劣等感から緊張していたことに気づきました。

思えば子どもの頃、親の都合で転校を繰り返し、目立たないように過ごすのが常でした。転校生としてイジメられないように、いつも人と比べ、顔色をうかがい生きてきました。それが今の緊張につながっていたのです。

1年ほど前から緊張症の人が集まる講座に通い、「自分の理想の状態」というテーマで絵を描く機会がありました。私が中心にいて、「みんながんばったね」「よかったね」と仲間と称《たた》え合いながらワイワイ楽しそうにしている絵です。

その絵を描いてみて、こんな些細《ささい》なことが自分の理想なんだ、と気づき、涙が出ました。転校生だった私は、いつも嫌われることや批判されることに怯《おび》えていました。今までも仕事がうまくいかないと、みんなから嫌われる、仲間はずれにされるという恐怖を感じていました。もうこんな大人になったのに……。私にはずっと人や社会とのつながりや安心感が足りなかったのです。

緊張症の仲間たちや場の力を借りることで、弱くて惨めで嫌悪していた自分と共に生きる！　と覚悟を持って受け入れることができました。するとずっと求め続けてきた「確固たる私」という感覚が自分の中に芽生えました。それは強い私というよりも、もっと広い心の、愛が大きくなった感覚です。大げさでなく地球としっかりとつながった感じがあります。

これまでの私は与えられた仕事をこなすだけで精一杯でしたが、今は求められたものに「私」を上乗せして表現できるようになり、緊張の次の段階に進むことができました。苦しかった経験が、表現者としての私を深め、支えてくれていると感じています。

克服ポイント

- **転校体験から生じた、人との比較が原因だったという気づき**
- **他者と比較するのではなく、他者と仲間になる**
- **弱いままの自分を受け入れる**

4 他者・世界・自分とのつながりの話

「つながりの回復」こそが緊張緩和のカギ

過度な緊張が及ぼすリスク

ここまで様々な角度から緊張やわらぎメソッドをお伝えしてきましたが、それらすべては**「安全の確保」**を目的としています。言い換えれば、**「つながりの回復」**を図っているともいえます。

人は緊張が強いほどに、これまで築いていた他者・世界・自分とのつながりが危機に陥ります。他者という存在を、自分に危害を加えるかもしれない対象として、無意識に捉え警戒します。そのため、関わりを避けて、距離を置いたり壁をつくります。しかし、その防衛行動は同時に、自分を「孤立・孤独」という危険な状態に追いやります。

このような危険な状態のとき、人は自分の身を守るために、体を硬直させて、主に首と肩をがっちり固めます。さらに頭に血がのぼり骨格筋に血流が回ることで、体の末端である足先に血が行き届かなくなり、地に足が着かないような感覚になります。視覚においては、瞳孔が開き危険の対象だけに焦点が当たるようになり、聴覚においても、鼓膜の状態が通常時とは変わって、人の声が入りづらくなるでしょう。その結果、危険の対象以外の外の情報を遮断するかのように体が反応し続けるため、世界とのつながりが希薄になっていきます。

過度な緊張による影響は体だけではなく、当然のことながら精神面にも関わってきます。p.140でのコラムでも紹介したように、感情を否定したり抑え込もうとしたりすると、その感情はより一層強まってしまいます。**緊張という感情を否定し続けると、ひいては緊張する自分自身をも否定するようになっていきます。**これはいわば**二重の自己否定**に他なりません。そうして、自分自身とのつながりが悪化していくのです。

このように、緊張が及ぼす他者・世界・自分の関係性への影響は、ともすれば自分の人生を狂わせる可能性すらもあるのです。

緊張は自分を守ってくれる存在でもある

結論をいえば、**他者とのつながりが危険から安全に変わっていったとき、何をせずとも緊張は軽減していく**でしょう。だから、どうすれば他者が敵ではなく味方のように思えるのか、そのために何ができるかを考え、行動していくことが何より大切です。他者との安全な交流を図りましょう。

そして、この世界とつながるために、大地にしっかりと足をつけて、大地とのつながりを感じましょう。安全の手がかりを五感で感じましょう。

そのうえで、緊張してしまう自分を受け入れて、少しずつ許していきましょう。緊張はネガティブな感情と捉えられがちですが、実際は**恐怖や危険を感じる状況に対処することを促すための感情で、自分を守ろうとしてくれる大切な存在**なのです。緊張している体を労《いた》わったり撫《な》でたりして、自分自身を思いやりましょう。緊張する自分と、その緊張を否定する自分。相反する感情がせめぎ合い、その狭間《はざま》で苦しみますが、緊張する弱き自分こそ許してあげてください。それこそが自分自身とのつながりの回復となり、それができたそのとき、あなたの緊張は間違いなくやわらぐでしょう。

最後に。私たちは人間です。ひとりでは生きてはいけません。生まれたその日から、その生を終えるそのときまで、私たちは一貫して様々なつながりの中に生き続けます。つながりを断って生きていくことは人として不可能です。だから、良質なつながりを手に入れましょう。良質なつながりをつくりましょう。良質なつながりの中に生きましょう。

その中に生きているとき、あなたの緊張は自分の最高の味方として、あなたを守ってくれる大切な存在になることでしょう。

おわりに（心理カウンセラー　加藤隆行）

ボクは小さい頃からいわゆる「人見知り」な子で、漠然と人を苦手だなと思いながら生きてきました。それでも大学時代まではそれなりに楽しく暮らしていました。なぜなら苦手なものは避けていればなんとかなってきたからです。

しかし、社会に出て初めて、人間関係からは逃げられないという当たり前のことに気がつきました。人気の企業に入社したので周りは有名大卒のすごい人たちばかり。そんな中、数百名規模の成果報告会があり、話し始めたら頭が真っ白、マイクの前でアワアワしたまま舞台から引きずり降ろされるという経験をしました。これまで多少の緊張症だったものがそれから対人恐怖症レベルへと悪化し、常に人の目を気にして生きていくようになりました。そんな状態でも置いていかれぬよう、緊張を抑え込みながら、がむしゃらにがんばり続けるしかない日々。人目を避けて逃げ込めるトイレの中だけが安住の地でした。

そうやって仕事と人と、そして自分と戦い続け、気がつけば持病の悪化もあり一度目の強制終了。復職してもも緊張を隠してがんばり続け、結果そんな状態が続くわけもなく、計三回の休職を経験しました。今思えば、当時、ただただ緊張していた自分を〝許して〟あげられればよかったのだ、と思います。

もし今あなたの前に、緊張して震えている友人がいたのなら、背中に手を当てて「怖いよね」と優しく伝えてあげるかもしれません。でも当時の私は恐怖に震える自分を「ちゃんとしゃべれ！」「お前はダメだ！」と虐待し続けていました。自分自身が敵となり、自分とのつながりを失ったことが、これだけ長引かせてきてしまった理由だと、気づいたのです。

そしてそんな自分を隠すことなく、周りの人たちと「あがっちゃうんだよね」「私もだよ」と許し合いつながることができたなら、当時どれだけ救われたことかと今になって思います。

この本は、たくさんの実効性のある「メソッド＝やり方」を紹介すると共に、そんな「緊張してもいいんだよ」と自分を許してあげられる「メンタリティ＝在り方」を込めて書きました。「自分が自分の味方でいること」、それが共著の佐藤健陽くんとボクがたどり着いた、緊張さんのための真のメソッドです。

この本を手に取ることで、あなたの中に自分を許せる気持ちが少しでも生まれていたのなら、こんなに嬉しいことはありません。読者のみなさまが、「緊張してもまあいっか」と笑って言える日がくることを、願っています。

緊張やわらぎメソッド

「失敗したらどうしよう…」が「まぁなんとかなる！」に変わる80の方法

2025年2月2日　初版第1刷発行

著者　佐藤健陽、加藤隆行
発行者　尾和みゆき
発行所　株式会社小学館クリエイティブ
〒101-0051
東京都千代田区神田神保町2-14 SP神保町ビル
電話0120-70-3761（マーケティング部）
発売元　株式会社小学館
〒101-8001
東京都千代田区一ツ橋2-3-1
電話03-5281-3555（販売）
印刷・製本　中央精版印刷株式会社

©Takeharu Sato ©Takayuki Kato 2025 Printed in Japan
ISBN 978-4-7780-3641-6

●造本には十分注意しておりますが、印刷、製本など製造上の不備がございましたら、小学館クリエイティブマーケティング部（フリーダイヤル 0120-70-3761）にご連絡ください。（電話受付は、土・日・祝休日を除く9:30～17:30）
●本書の一部または全部を無断で複製、転載、複写（コピー）、スキャン、デジタル化、上演、放送等をすることは、著作権法上での例外を除き禁じられています。代行業者等の第三者による本書の電子的複製も認められておりません。